美人をつくる美酒指南

美しい女《ひと》は呑んでいる

著
友田晶子
「日本のSAKEとWINEを愛する女性の会」代表理事

医療監修
青木晃
日本抗加齢医学会専門医

主婦と生活社

アンチエイジングの専門医が教える
キレイで健康になるお酒情報がいっぱい!

最初のつまみは
カプレーゼ

「寝酒禁止」で目の下の
クマとさようなら

日本酒には
肌を白く、
ふっくら効果が!

ポリフェノールで
認知症予防!?

"**ウコン**"は
完璧じゃない!

赤ワインに
長寿効果は**ない!**

むくみ解消には
白ワイン

お酒の強さは
遺伝子
で決まる

お酒は
太るもの!?

「水とお酒」セットで、
カサカサ肌を撃退

酒好きは
亜鉛が不足!?

〝痛風〟は
プリン体
のせいではない!

最初の1杯は
〝炭酸〟NG!

酒粕の
発酵効果!

ビールが
腸内を**ピカピカ**に

ワインの
ポリフェノールに
腸活あり!

色が濃いワインほど
アンチエイジングの
効果大

ビール腹は
内臓脂肪の塊

乳がんと
お酒には関係がある!

はじめに

タイトルの『美しい人は呑んでいる』、サブタイトルの『美人をつくる美酒指南』――ともになかなか思い切った言葉でしょ?

もちろん、お酒を飲まない、あるいは飲めない女性に美人な方はたくさんいらっしゃいます。また、本書で紹介している美酒は、美味なるお酒のほんの一部で、世の中にはおすすめしたいおいしい美酒は無数にあります。そして誤解のないようにお伝えすると、美酒を飲めば自動的に美人になるわけではありません。そこには〝飲み方〟も必要です。

それでもあえてこの言葉をタイトルに使ったのは、お酒には美容や健康に悪いというイメージがある一方で利点もあり、お酒好きにとっては何より**人生を豊かにしてくれるもの!** そして、お酒好きな女性は「お酒を飲みながらも、美容も健康も手に入れたい!」と切実に願っていて、実際にそれを手に入れている女性たちがいる!!

だから本書は、**お酒ともっと楽しく、健康にも美容にもプラスになるように、上手に付き合っていく**ことを目的としています。

それが、私、友田晶子、人呼んで〝アッコ先生〟が本書で伝えたい**「ハッピードリンキング」**というライフスタイルです。

お酒は酔うために飲むのではなく、料理をおいしくするパートナー。

健康的にお酒を飲み、料理をおいしくいただき、太らないで、肌の調子もよくて、よく眠れて翌日スッキリ！　健康診断の数値もよくて、快腸で……って、こんな健康的なドリンクライフが送れたら、それはそれは〝人生ハッピー！〟ですよね。

……実は、こんなに楽しい人生、私自身がそうなのです。詳しくは後ほどお話ししますね。

あらゆるお酒に関わり、お酒業界キャリア30年の経験の中でたくさんの方にお会いし、お酒にまつわるさまざまな疑問や悩みをうかがってきました。

また本書を記すにあたり、私が代表理事を務める一般社団法人「日本のＳＡＫＥと

WINEを愛する女性の会」（通称
「SAKE女の会」）の会員の方たちに
協力していただき、あらためて素朴な
疑問や悩みを洗い出しました。
お酒は楽しい半面、健康上の問題や
ダイエット、美容に関することまで、
心配や迷いは尽きません。
それに快く答えてくださったのが、
アンチエイジングの専門医である
青木晃先生です。
先生はソムリエでもあって、お酒大好き!
だからこそ、お酒好きの気持ちを
わかってくださる、強力な助っ人なのです。

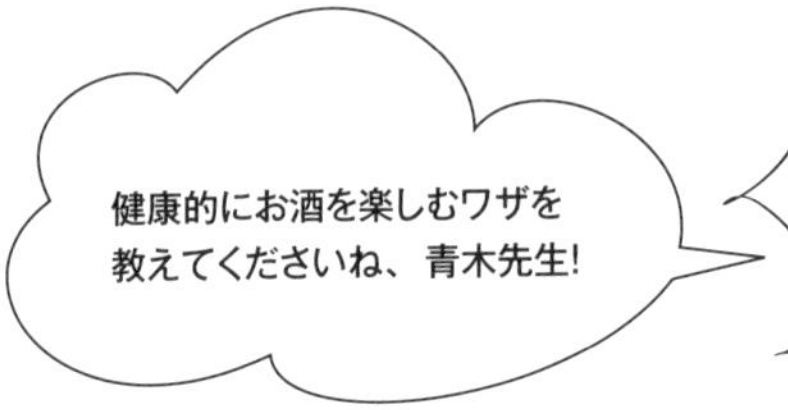
健康的にお酒を楽しむワザを
教えてくださいね、青木先生!

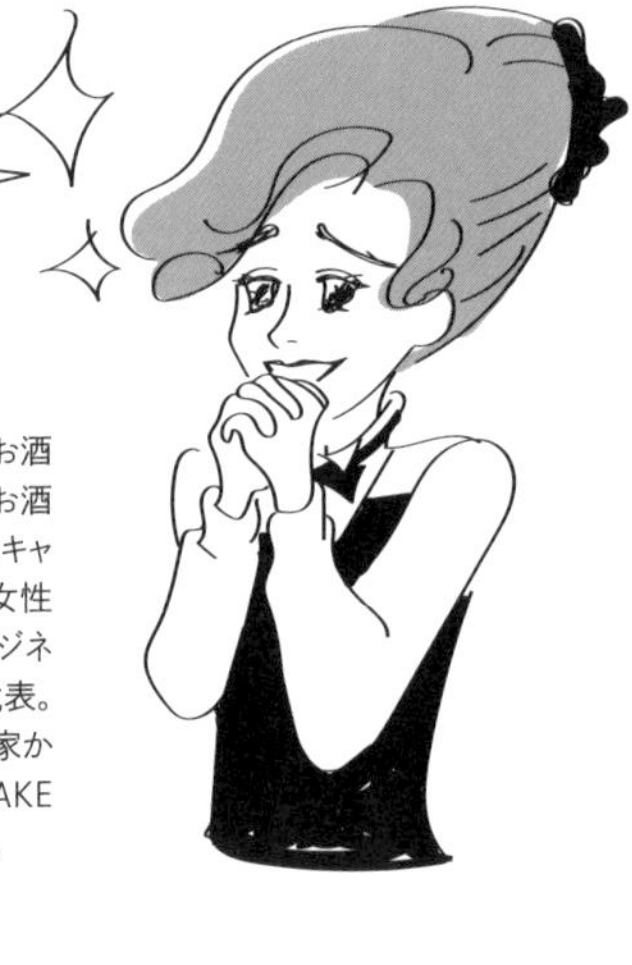

友田晶子（ともだあきこ）

のべ12万人のきき酒師やワインソムリエを輩出してきたお酒の先生。日本酒、ワイン、ビール、焼酎など、あらゆるお酒に精通し、トータル飲料コンサルタントとして30年以上のキャリアを持つ。「（一社）日本のSAKEとWINEを愛する女性の会（通称：SAKE女の会）」代表理事。日本料飲ビジネス研究会代表。田崎真也氏の会員制ワインバーの元代表。女性らしい視点から酒と食に関する的確な情報を、愛好家からプロ向けまで幅広く発信している。YouTube公式SAKE女チャンネル【アッコ先生のお酒相談室】も好評配信中。

体に負担のかからない
飲み方をしましょうね～!

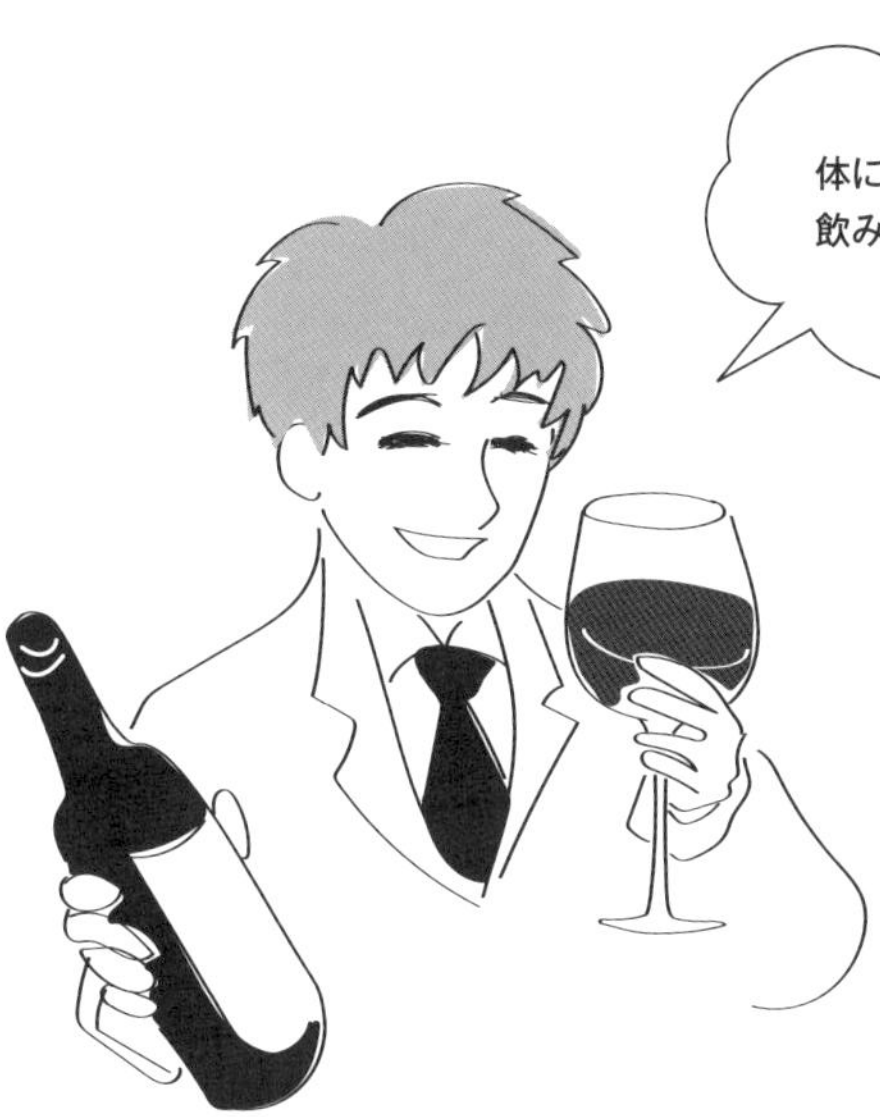

青木 晃（あおきあきら）

医療法人晃和会ウェルエイジングクリニック南青山理事長。元順天堂大学大学院加齢制御医学講座准教授、日本健康医療学会常任理事、日本抗加齢医学会評議員。日本のアンチエイジング医学の第一人者として20年以上に渡り活躍。ソムリエ、ワインエキスパートエクセレンス、SAKE DIPLOMA の資格も持ち、東京にあるワインスクール レコール・デュ・ヴァン渋谷校の校長も務め、日本唯一の現役 "ソムリエドクター" としても知られる。

「お酒のない人生なんて無理」と思っているあなた、
「お酒をもっと健康に楽しみたい」と願うあなた、
すべての人に読んでいただければと思います。

さあ今から
「ハッピードリンキング」
始めましょう!

※本書1章、3章、5章で使用している図版は、青木医師にご提供いただきました。

もくじ

第5章 お酒と付き合うために 健康とお酒の基本の〝き〟 …… 115

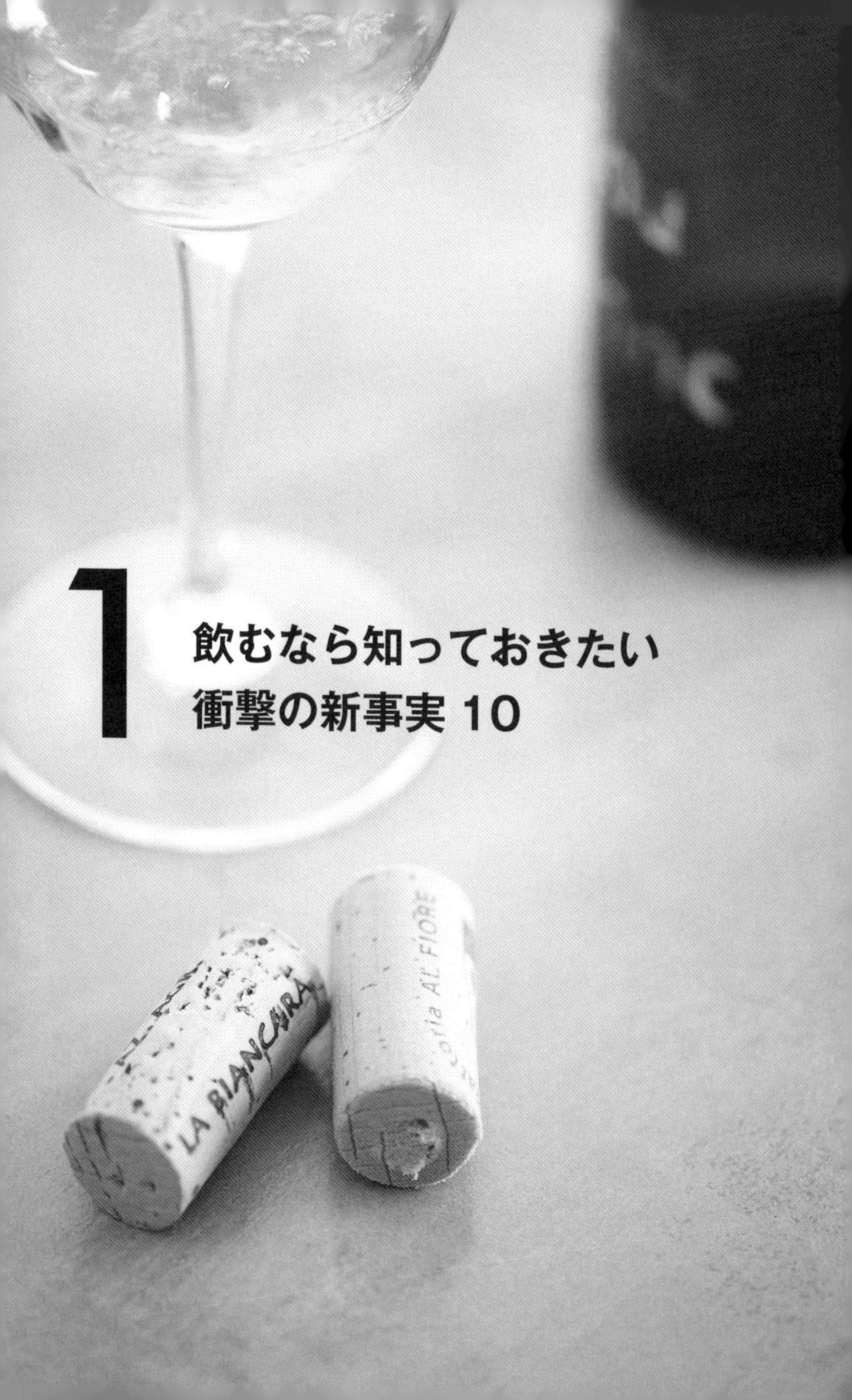

1 飲むなら知っておきたい衝撃の新事実 10

1

衝撃の新事実

〝ウコン〟由来に要注意！

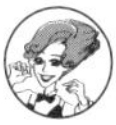

「お酒を飲む前にウコンを飲む」と、まるでお酒とセットのようにウコンを愛用している人が、私の周りでもいます。ウコンは漢方のひとつなので、体にいいイメージがあり、肝臓を助け、二日酔いを抑える。酒飲みの強い味方かと思っていました。でも、違うってことですか、青木先生？

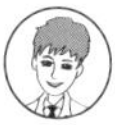

最近の市販薬や健康食品による肝機能障害を調査した研究によると、**「肝機能障害全体の24・8％に〝ウコン由来〟のものが関与」**していたことがわかってきたのです。別の研究では、脂肪肝やアルコール性肝機能障害など、元々肝臓に何らかの問題がある人に、ウコン由来によって健康被害が起こっていると言う報告もあります。

ウコンには「クルクミン」というポリフェノールが含まれていて、それが「肝臓の機能を助ける」（ほかにも、コレステロール値減少、美肌、脳活性などに効果的）と言われてきました。そのため、クルクミン単体を使った、例えばサプリメントとかドリンクとかであれば問題はないのでしょうが、〝ウコン由来〟の製品に関しては、クルクミン以外の成分が入っていますし、アレルギーや、ウコンの効能自体が肝臓の負担になっているとも報告されています。なので、肝臓に問題のある人は当然のこと、健康な人でも、「体にいいから」と過信して常用しないほうがいいですね。

もし何か飲むなら、漢方薬の「五苓散」、サプリの「酢酸菌酵素（商品名は「飲む人のためのよいとき」）などを（P123参照）。

2

衝撃の新事実

アルコールは血糖値の上昇を抑える!?

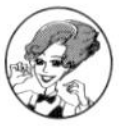

最近「お酒を飲んでも血糖値は上がらず、逆に上昇を抑える」という話を聞いてびっくりしました。「血糖値が高いから」との理由でお酒を控えている人もいますから、もしこの話が事実ならうれしい限りです。

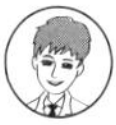

1990年代頃までは、漠然と「飲酒で血糖値が上がる」と考えられていました。しかし2007年、オーストラリアのグループの研究により、その説は覆されたのです。

その研究では、ビール、白ワイン、ジン、水を使って、お酒と血糖値の関係を検証したところ、「アルコールとパンを一緒に食べると、**水と比べ、いずれの酒でも血糖値の上昇を抑える**」という結果を得ました。とくに**最も抑制効果が高かったのは〝白ワイン〟**。

また、それぞれの飲料を飲んで1時間後にマッシュポテトを食べると言う研究では、「水よりもお酒のほうが血糖値の上昇を抑えた」との結果が出ています。そのときに最も抑制効果が高かったのは〝ビール〟でした。

これは、お酒好きにはうれしい話ですね。ですが、お酒の量はもちろん**〝適量〟**。また、糖尿病の人は糖質摂取には注意すべきなので、糖分を控えるのは当然です。その上で「お酒を飲むのがまったくダメなわけではない」と言うこと。糖質の少ない〝辛口の白ワイン〟を飲むようにするなど、自分の体を考えながら上手にお酒と付き合っていくことが大切だと思います。

3

衝撃の新事実

“γ-GT”が高めでも お酒OK!

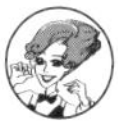
「γ-GTが高めだけれど、お酒はやめたくない！」という人がいますが、その場合も、お酒と上手に付き合えますか？

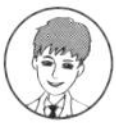
一般的な健康診断で調べる数値の中で飲酒と関係がある（酒飲みに関係する）のは、「中性脂肪」「尿酸値」「肝機能検査（AST、ALT、γ-GTなど）」の値です。とくにアルコールをよく飲む人は、中性脂肪、尿酸値、γ-GTの3つが高値になることが多いですね。もちろん飲酒以外のことが原因で異常値が出る場合もあるので、健診結果で異常値が出た場合は、必ずかかりつけ医などにしっかり診てもらってください。

ただし、飲酒が原因で引っかかっている場合、改善策は「飲酒機会や飲酒量を減らす」ことに尽きます。逆に言えば、これらの値が基準値を上回りだしたら、「飲み過ぎであることをしっかり自覚」してください！

大切なのは、これらのデータ値を下げることではなくて、これらの**数値を基準値以下にしておく飲み方**をすること。つまり**〝頻度〟や〝純アルコール量〟に気をつける**ことを常に心がけるべきでしょう。純アルコール量とは、お酒の中に含まれるアルコール（エタノール）のみの分量のこと。**目安は20g**です。この計算方法はP119を参考に。

また、健康診断のデータの見方についてはP164で解説していますので、そちらを参照してください。いずれにしても、自分の体の声を聞きながら、お酒を楽しむ工夫をしましょう。

4

衝撃の新事実

〝痛風〟〝高尿酸血症〟はプリン体が主犯じゃない！

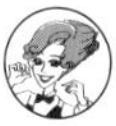
痛風になった人の多くが「ビールをよく飲んだから」と言いますが、プリン体のない焼酎とかなら痛風になりませんか？

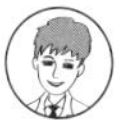
痛風は、高尿酸血症の最終形として起こる炎症による痛みです。尿酸の材料がプリン体で、そのため、プリン体の摂取を控えるように言われてきました。ですが実際は、血中の尿酸の8割は体内で産生され、食事によるものはたったの2割。そのため、プリン体の多い食べ物を制限することはさほど重要ではないのです。ちなみに、プリン体は肉や魚、細胞分裂を繰り返しているたけのこやスプラウトなどの〝芽〟に多い。よく「魚卵は禁物」と言われますが、実は、魚卵にプリン体はありません！

さらに、昔はビールがダメと言われましたが、お酒の種類に関係ありません。**関係しているのは〝純アルコール量〟**。ビールに限らず、「**アルコール摂取量が増えるほど、高尿酸血症や痛風になりやすい**」というのが医学的結論で、プリン体は主犯ではないと考えられています。そのため、「プリン体0」のアルコールでも、量を飲めば尿酸値は上がります。

また気をつけてほしいのは、「運動後の飲酒」です。肥満や運動不足は尿酸値を上げる原因ですが、過度な運動によって汗が出て、体内の水分が少なくなると、血中の尿酸値は上がります。そんな体にアルコールを入れると、より脱水が進み、アルコールによる影響も加わって、尿酸値がより高まる傾向に！気をつけてください。

5

衝撃の新事実

赤ワインは尿酸値を上げにくい！

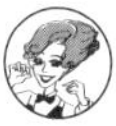

尿酸値はどのお酒でも同じように上がりますか？

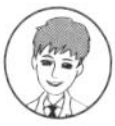

アルコールの中では、〝ビール〟が最も痛風発作を起こしやすいことがわかっています。ビールは利尿作用が強く、グビグビとのど越しがよくて飲む量も多くなりがちです。そのため尿量が多くなって脱水に傾くと、血中の水分が減って尿酸濃度が上がり、痛風発作を起こしやすくなる、というメカニズムが考えられます。

「ワインは尿酸値を上げにくく、痛風発作を起こしにくい」という報告もあります。ビールをほとんど飲まない人たちに比べて、ふだんからビールを飲んでいる人たちの相対危険度は1・5倍、スピリッツを飲んでいる人たちは1・2倍と言われます。「赤ワインではその関係が認められなかった」ことから、**赤ワインはアルコールでありながら、尿酸値を上げにくい**と言えます。

「毎日飲酒する人は尿酸値が上がりやすい」という報告もあるので、「〝休肝日〟は作ったほうがいい」というドクターもいます。また**コーヒー摂取量が多い人は痛風発症リスクが低下する**というアメリカでの研究も発表されています。

尿酸値を上げないためにしたいこと

●純アルコールの量を控える
●水分を多くとる
●果糖類入りの甘い飲み物は避ける
●コーヒーを1日4〜6杯飲む

6

衝撃の新事実

ビールが腸をキレイにする

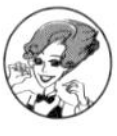

私の周りにはビール好きが結構います。ビールは痛風に代表されるように悪者にされることも多くて、大丈夫かな？って心配になります。

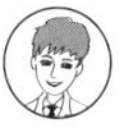

でも最近の研究では、ビール好きにうれしい報告もあるんですよ。**ラガービールを1日1杯**（330㎖）**飲むと腸内細菌叢《そう》の多様性が増した**とか。

ビールは、「ビール酵母」という酵母の発酵ででき上がります。ビール酵母が、麦芽から作られた麦汁に含まれる豊富な栄養素を取り込んで発酵し、発酵の最終段階で、酵母には、麦汁の栄養素がたっぷりと吸収されます。酵母の成分のうち約50％はタンパク質。その中には、18種類のアミノ酸がバランスよく含まれていて、しかも体内で作ることのできない「必須アミノ酸」が8種類もあるのです。また「ビタミンB_1、B_2、B_6」「ナイアシン（アルコールの代謝などに関与）」「葉酸（造血などに関与）」といった**「ビタミンB群」**や、「カルシウム」「カリウム」「マグネシウム」などの**「ミネラル」も豊富**です。

ビールもアルコールですから、体にいいか悪いかは置いておくとして、これだけの栄養素を持っている食品はそうたくさんはないでしょう。しかも**ビール酵母には「食物繊維」もたっぷり**です。便秘解消などにも効果が期待できます。

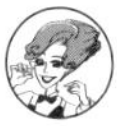

ビール酵母の栄養素はすごいですね。最近人気のクラフトビールは、酵母が豊富で、生きているって感じがしますしね。

7

衝撃の新事実

「カロリーオフ」でも太らないとは限らない！

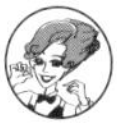

「お酒は飲みたいけれど太りたくない」というのは、多くの女性の願いです。だから「カロリーオフ」をうたうお酒は心強い味方。これならいくら飲んでも太らないですか？

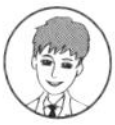

「糖質0」とか「カロリーオフ」といったお酒、確かによく見かけますね。ですが、そういったものの中にも、すい臓からのインスリン分泌が促進されてしまうものがあります。たとえ**人工甘味料であっても、体に糖が入ったと勘違いしてしまう**のですね。そうすると血糖値が下がって空腹感が増し、結果的に〝食べてしまう〟ことにつながります。

またアルコールを飲むと、**大脳皮質の理性の抑制がはずれ**、ダイエット中であっても「今日はまぁいいか」となることも。これ、誰もが身に覚えがあるでしょう。

アルコール自体の「食欲増進作用」も知られているので、バイキング方式の宴会でついつい食べ過ぎてしまうこともありそうです。飲むときにとるおつまみや食事にも注意しましょう。脂質や糖質の多いものをとり過ぎれば、やはり太ります。飲んだ末に空腹を覚えて〆のラーメンやお茶漬けなんてことにもならないように気をつけましょう。

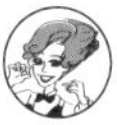

たしかに飲み過ぎると「まぁいいか」となりがちですね（笑）。〆のラーメンほど、翌朝に後悔するものはありません。ダイエットは遠のくし、顔はむくむし。気をつけなくちゃ。

8

衝撃の新事実

最初の1杯は〝炭酸〟NG!

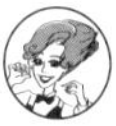
最初の乾杯をビールやスパークリングワインにするというのは定番ですね。私も最初は炭酸で割ったものなど、軽めのお酒から飲み始めて、徐々に重いお酒に変えていきます。

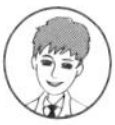
気持ちはわかりますが、悪酔いしないためには、実は最初の1杯が大事なのです。スパークリングワイン、ビール、ハイボールなどの炭酸系のお酒は避けましょう。

なぜなら**炭酸ガスによって胃のぜん動が促進され、小腸でのアルコール吸収が速まる**からなのです。この作用によって酔いが早く回ることになります。できるだけアルコールを胃にとどめて、小腸に行かせないようにする、小腸への到達スピードを抑えることが、酔い防止の秘訣なのです。

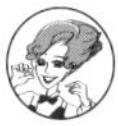
暑い季節にはとくに冷えたビールやハイボールでのどを潤したくなりますけれど、それが悪酔いの元だったとは!! これを我慢するのはなかなか難しそうですが、「酔いが回りやすい」ということを知っておくだけでも大切ですね。

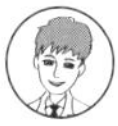
そういう私もどうしても飲みたくなるときがあります。そのときは、小さなグラスビールをケチケチ飲みます（笑）。またスパークリングワインも好きなので、食事の最後に飲むようにしています。

気にするあまり我慢しすぎるのはかえってよくありません。絶対にダメと決めつけず、時には臨機応変にお酒を楽しんでください。

9

衝撃の新事実

ワインのポリフェノールは〝腸活〟に効果あり！

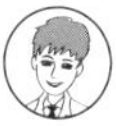

ワインの「ポリフェノール」に関しては、かなりの効果がわかっています。とくに赤ワインのポリフェノールに「抗酸化作用」があることは、かなり前から注目されていましたね（P62、146参照）。

しかし最近では、赤ワインに多く含まれるポリフェノールが「腸内細菌叢の多様性をアップさせる」ということが報告されています。腸内環境のよし悪しは、腸内細菌叢の多様性にあります。つまり、ワインの**ポリフェノールは腸内で「食物繊維」と同じように働いて、腸内環境をよくする**ことがわかったということです。

実は、ポリフェノールは腸内で吸収されにくいのですが、「ポリフェノール自体の作用によって腸内環境を改善することで、ポリフェノールの分解が進み、吸収率が上がる」ともわかりました。

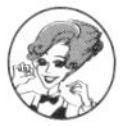

腸内環境がよくなると美肌効果もアップしそうですね。

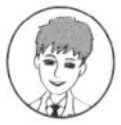

余談ですが、ポリフェノールにはアルツハイマー型認知症の大きな原因とされる**「アミロイドβ《ベータ》」の分解を促す働きがある**とも言われています。

もちろんまだきちんと解明されているわけではありません。しかし、赤ワインに含まれるポリフェノールの一種「レスベラトロール」は認知症予防に対する効果が期待できるという研究結果も発表されています。赤ワインのポリフェノールにはまだ解明されていない健康効果があるのかもしれませんね。

10

衝撃の新事実

お酒の強さは〝遺伝子〟で決まる

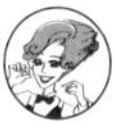
お酒に強い、弱いと言うのは、どういうメカニズムで決まるのでしょうか？　私はお酒が強く、量もかなり飲めるタチ。家族もお酒に強いようです。家系でしょうか。

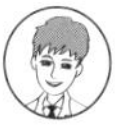
実はそこには、〝遺伝子が関係〟しているのです。

簡単にいうと、アルコールは体内に入ると3段階で分解されます（P117参照）。この過程の中で、二日酔いの原因と言われる「アセトアルデヒド」を分解するのに関わるのが「ALDH2」と言う酵素。これが

●「活性する（活性型）」
●「活性しない（非活性型）」
●その中間に値する「活発ではないけれど活性する（低活性型）」

と言う3つのタイプに遺伝子レベルで分かれ、お酒に強い弱いを左右します。

まず「活性型」。これが、いわゆる〝ザル〟と言われる、お酒に強い人。「低活性型」は、ほどほどに飲める人や、飲めるけれどお酒にさほど強くない人。「非活性型」は、お酒をまったく受け付けない〝下戸〟と言われる人たちです。

ちなみにこの遺伝子は人種によっても違いが顕著です。欧米人はほぼ「活性型」ですが、日本人や中国人は半分近く（約44％）が活性が弱いタイプ（低活性型＋非活性型）。つまり、欧米人はお酒に強く、一方日本人は、お酒に弱い人が多いお国柄と言えるでしょう。さらに、

低活性型は、飲むと顔が赤くなりやすく、食道がんになる危険性が高いと言われています

ALDH2 活性タイプによる特徴と人種別の割合

ALDH2の活性タイプ	アルコールに強い人・弱い人	備 考	人種別出現率		
			黒人	白人	モンゴロイド（日本人）
安定で正常な活性を有する「活性型」	「アルコールに強い人」と言われている	アルコール依存症にならないように要注意	100%	100%	56%
「活性型」の1/16の活性しかない「低活性型」	「アルコールに弱い人」または「ほどほどに飲める人」と言われている	強くなろうと無理せず、適量を守りましょう	0%	0%	40%
ALDH2の活性が完全に失活した「非活性型」	「アルコールにまったく弱い人」と言われている	アルコールは飲めません! 無理に「飲めるようになろう」と思わないで	0%	0%	4%

2つの図表から、欧米の人はアセトアルデヒドの分解が高く、お酒が強い。日本人や中国人など、アジア系の人種はアセトアルデヒド分解の活性が弱い人も多く、お酒が強い人種でないことがわかる。

ALDH2 の活性が弱い人の世界的分布

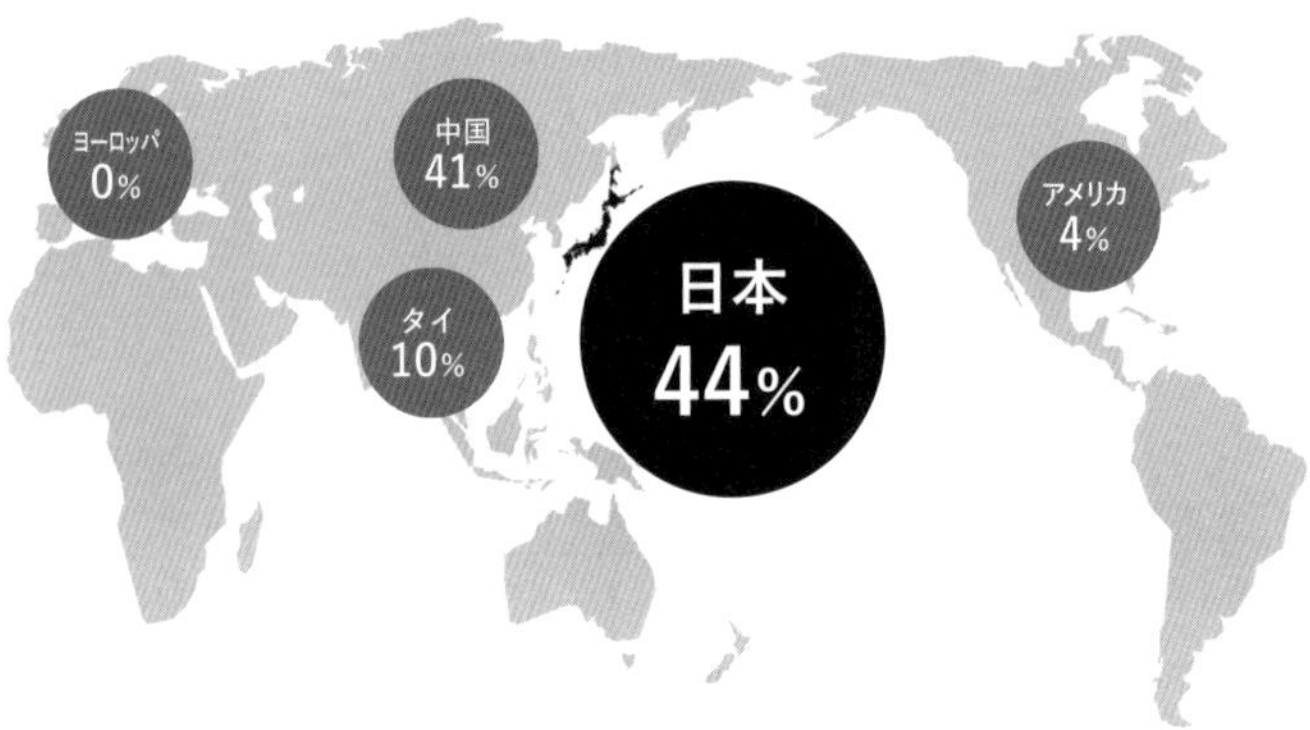

Harada,S.:Genetic polymorphism of alcohol Metabolizing enzymes and its Implication to human Ecology.J.Anthrop.Soc.Nippon,99:123-139,1991.

加えて、体内に入ったアルコールをアセトアルデヒドに分解するための「アルコール脱水素酵素（ADH1B）」にも、遺伝子が関与しています。

この2つの酵素の組み合わせから、お酒に強いか弱いかを決める遺伝子型は、5〜9タイプに分類することができるのです。

例えば、「アルコール分解は弱いけれど、アセトアルデヒド分解は強いタイプ」（下表の「A」）。このタイプは、アルコール分解がゆっくり進むので、なかなか分解されず、翌日までアルコールが体に残りやすい。翌朝になってもまだ「お酒が臭う」といったこともありがちです。また、アルコール依存症になりやすいのも特徴です。欧米人にはこのタイプが多いですね。

各遺伝子の組み合わせによる体質の特徴

		アセトアルデヒト分解（ALDH2）		
		活性型	低活性型	非活性型
アルコール分解（ADH1B）	高活性型	B	D	E
	活性型	B	D	E
	低活性型	A	C	E

▼

タイプ	特徴
A	**“大酒飲み”でアル中になりやすいタイプ。**アルコール依存症になりやすいので要注意
B	**“大酒飲み”で肝臓を酷使しているタイプ。**つい飲みすぎて、肝臓に負担がかかっているので注意
C	**お酒に強いと勘違いしやすいタイプ。**飲酒による健康リスク（食道がんなど）が最も高いので要注意
D	**顔がすぐ赤くなるタイプ。**飲酒による健康リスク（食道がんなど）が高いので注意して
E	**お酒をまったく受け付けない“下戸”タイプ。**お酒を飲むのは生死に関わる場合もあるので要注意

日本の場合、お酒に弱い人が44％いるいっぽうで、残りの多くを占めるのは、「アルコール分解が強く、アセトアルデヒドの分解も強いタイプ」（前ページ表の「B」）。このような人は、アルコール分解もアセトアルデヒドの分解もサクサク進むので、翌日にまで残らず、スッキリと翌日を迎えられるでしょう。しかし、両者の分解がどんどん進むので自然と飲む量も増えて、肝臓に負担がかかりやすい！　お酒の飲み方には注意してください。

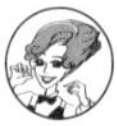

遺伝子タイプによって、お酒の飲み方が変わってきますね。実は私も遺伝子検査をしてみました（結果はP42参照）。結果は見ていただければと思いますが、想像どおりでした（笑）。意外と簡単に調べられるんですね。

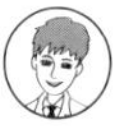

「アルコール感受性遺伝子検査」というもので、インターネットなどで簡単に申し込めます。料金は5000〜6000円程度です。

ちなみに私は、前ページ表の「D」タイプ。飲むと顔が赤くなりやすく、お酒に弱いと自覚していますので、飲む量は適量にして、無理せず、楽しみながら嗜《たしな》んでいます。

実はこの検査、お酒を飲み始める前の10代の人にこそ受けて欲しいのです。自分のタイプを知って、飲酒によるリスクを回避する飲み方を覚えて欲しいから。さらに、遺伝子タイプによってなりやすい病気などもわかってきていますので、お酒との付き合い方を知るためにはもちろん、自分の体と上手に付き合うためにも調べてみるといいでしょう。

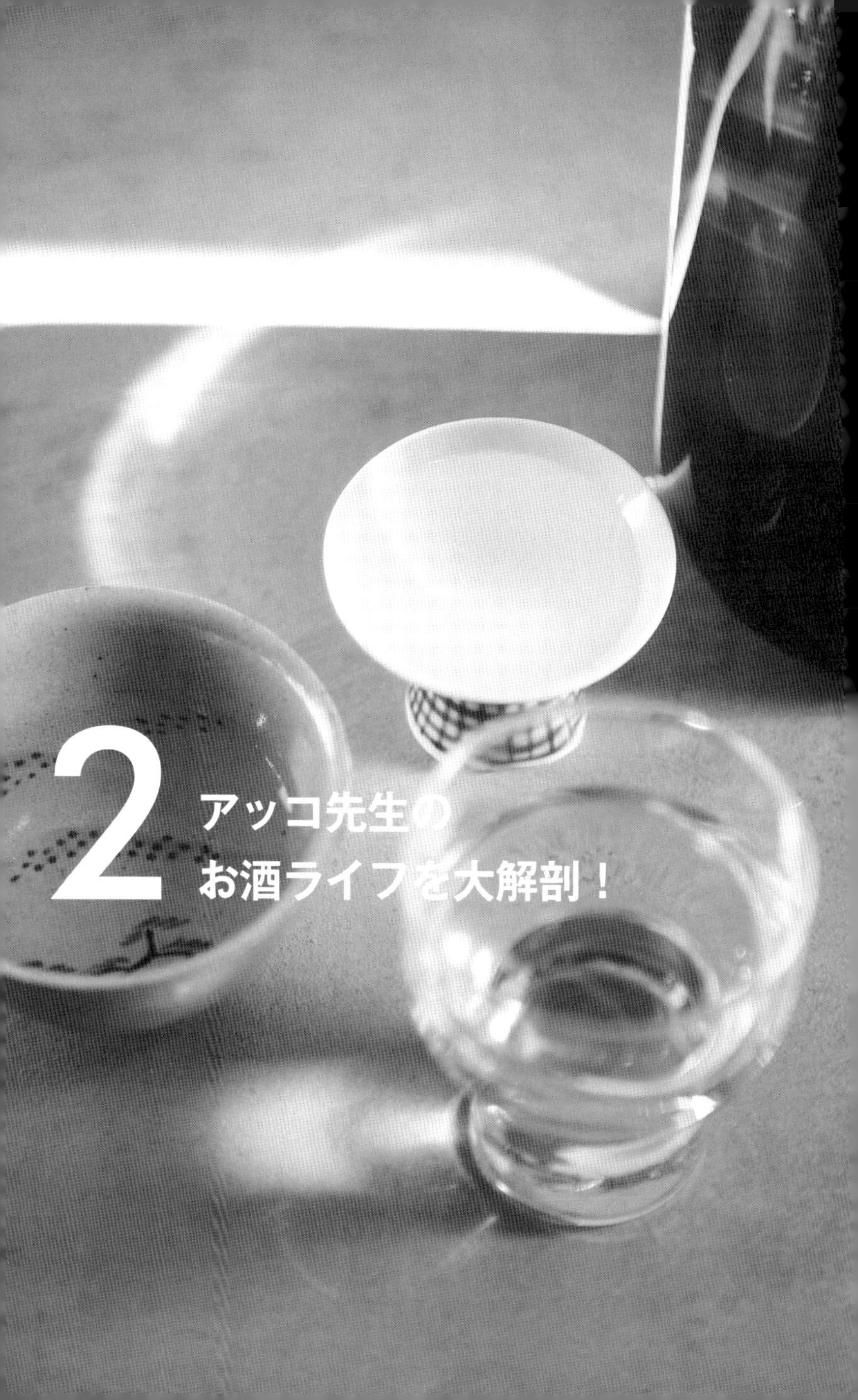

2 アッコ先生の お酒ライフを大解剖！

なぜアッコ先生はたくさん飲んでも太らないのか!?

こんにちは。アッコ先生こと、友田晶子です。ここでは少し私のことを知っていただくとともに、私の自由奔放（?）なお酒ライフをご紹介したいと思っています。

私は福井県出身、実家はイタリアンレストランを経営していました。そんな家庭環境のせいか小さな頃から料理やお酒に興味がありました。社会に出てワインの輸入販売に携わったことがきっかけで、醸造を学ぶためフランスへ留学。また、日本を代表するソムリエ、田崎真也さんに師事し、田崎真也ワインサロンの講師を務めたり、田崎さんオーナーのワインバーを運営したりしてきました。

ハイボールやレモンサワー、ワイン、日本酒、焼酎、ウイスキーなど、お酒は何でも好きで、よく飲みます。ワインなら若い頃は1人で3本くらい(笑)。年齢とともに酒量は減っていますが、今でもほぼ毎日飲みます。仕事で昼間から飲むこともしばしばです。

お酒だけでなく、実はご飯もたくさん食べるタイプ。たっぷり飲んでたっぷり食べてもあまり太らず、ほぼ30年体形が変わりません。体質的なこともありますが、本書を作るに当たって自分の食生活を見直したところ、どうやら日々の食生活に理由があると思えてきました。油ものと甘いものが苦手で、おつまみは低カロリーなものが好き、外食より家飲み、きのこや海藻類を好んで食べる生まれ故郷の福井の食生活が身についているからです。

とにかくよく飲み、よく食べますが、運動はほとんどしていません（ただし移動中はよく歩きます）。それなのに健康診断ではありがたいことにほぼ問題なし。とはいえ、まったく病気知らずというわけではありません。年齢とともに体は変わってきていますし、つい最近は乳がん検診で再検査に！　子宮頸《けい》がんにひっかかったこともあります。結果的には大丈夫でしたが、「来たか〜」という感じでした。

コロナ禍で時間ができたので「オートファジー」（16時間食事制限）にも挑戦しています。体内リセットのつもりで始めてみると、内臓の疲れがとれて体が軽くなり、むくみもとれたよう。残りの時間は何を食べてもいいのも気分的に楽なんです。毎日はできませんが、〝できるときにやる〟だけでも効果を感じます。

アッコ先生の健康診断結果（2022年）

身体計測	身長		cm	159.2
	体重		kg	46.4
	BMI	18.5～24.9		L 18.3
	体脂肪率		%	
	腹囲	90.0未満	cm	78.0

尿検査	尿蛋白		(−)		(−)
	尿糖		(−)		(−)
	ウロビリノーゲン		(±)		
	尿ビリルビン		(−)		
	pH		4.8～7.5		
	尿比重		1.008～1.034		
	ケトン体		(−)		
	尿潜血		(−)		(−)
	尿沈渣	赤血球	4以下	/HPF	
		白血球	4以下	/HPF	
		扁平上皮	1未満	/HPF	
		硝子円柱			
		シュウ酸CA結晶			
		細菌			
		酵母菌			
便検査	便潜血1日目		(−)		(−)
	便潜血2日目		(−)		(−)
	虫卵		(−)		
痰	喀痰細胞診				
血	白血球数		3001～8499	/μl	5530
	赤血球数		376～516	万/μl	425
	ヘモグロビン		12.1～14.5	g/dl	13.0
	ヘマトクリット		34.3～45.2	%	40.2

腎機能	尿素窒素	8.0～20.0	mg/dl	
	クレアチニン	0.70以下	mg/dl	0.56
	eGFR	60以上		84
膵	血清アミラーゼ	39～134	U/l	

脂質	総コレステロール	140～199	mg/dl	H 209
	LDLコレステロール	60～119	mg/dl	118
	non-HDLコレステロール	90～149	mg/dl	
	HDLコレステロール	40以上	mg/dl	72
	中性脂肪	30～149	mg/dl	89
	βリポ蛋白		mg/dl	
糖代謝	空腹時血糖	70～99	mg/dl	92
	HbA1c(NGSP)	5.5以下	%	4.8
	HbA1c(JDS)	4.3～5.8	%	

肝機能	総蛋白	6.5～7.9	g/dl	
	アルブミン	3.9以上	g/dl	
	A/G比	1.30～2.00		
	TTT	0.5～6.5	U	
	ZTT	2.3～12.0	U	
	AST(GOT)	30以下	U/l	23
	ALT(GPT)	30以下	U/l	18
	LDH	120～245	U/l	
	総ビリルビン	0.3～1.2	mg/dl	
	ALP(IFCC)	38～113	U/l	86
	ALP(JSCC)	104～338	U/l	
	γ-GT(γ-GTP)	50以下	U/l	41
	LAP	30～78	U/l	
	コリンエステラーゼ		U/l	

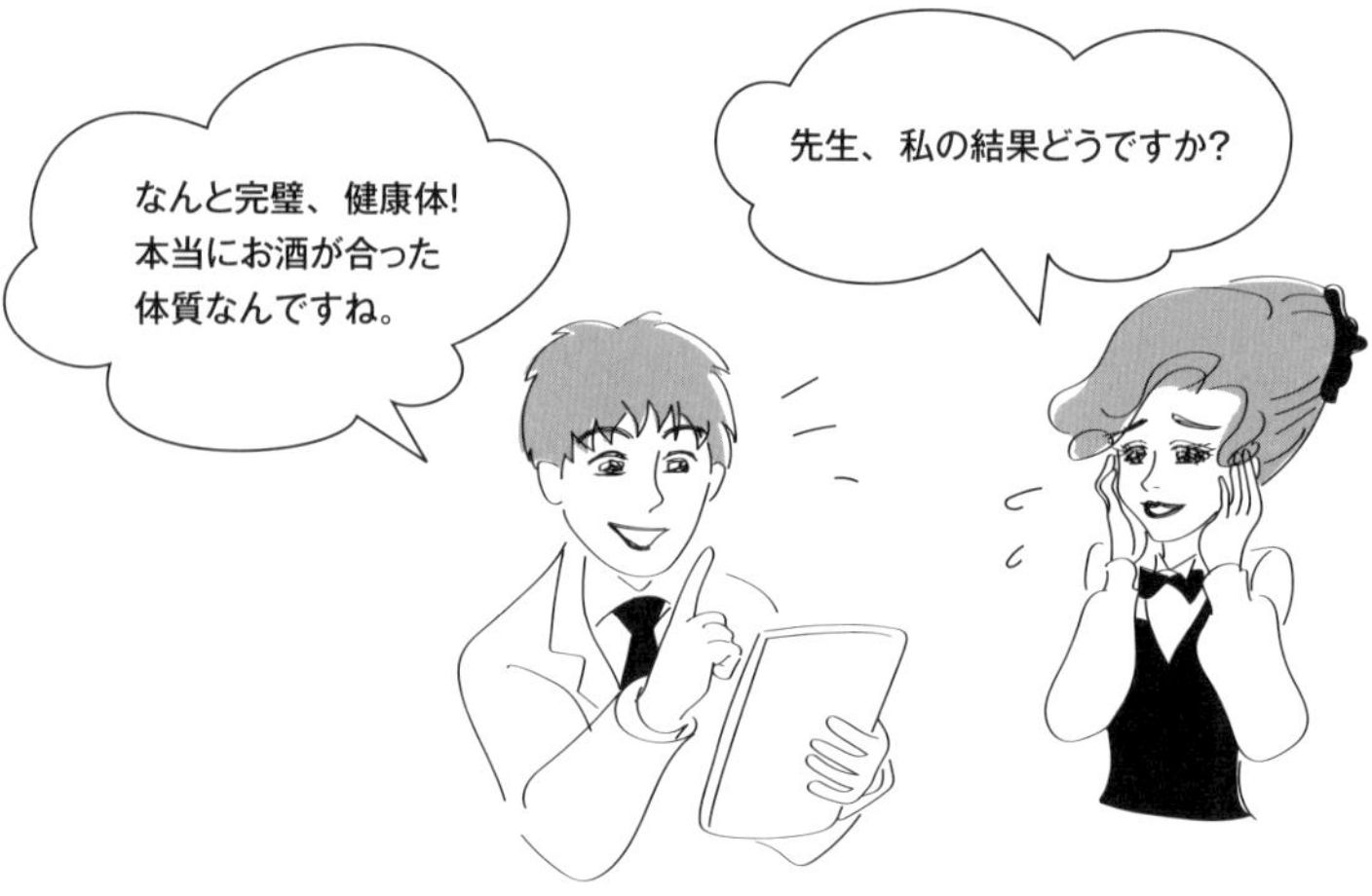
先生、私の結果どうですか?
なんと完璧、健康体!
本当にお酒が合った
体質なんですね。

調べてみました！私の〝アルコール感受性遺伝子〟

青木先生からも健康診断の結果については〝合格〟をいただきましたが、果たして遺伝子レベルではどうなのでしょうか。P32で教えていただいた「アルコール感受性遺伝子」に興味が湧いて、ネットで注文してみました。そして到着したのが、小さな箱に入ったキットです。

中には、解説書に加えて、遺伝子検査の同意書や申込書、そして唾液をとる綿棒などが入っていました。唾液をとるだけなので、1分くらいあれば検査は終了（製品によっては口腔粘膜を使うものも）。それを指定の検査機関に提出して、検査結果が到着したのは、2～3週間後でした。

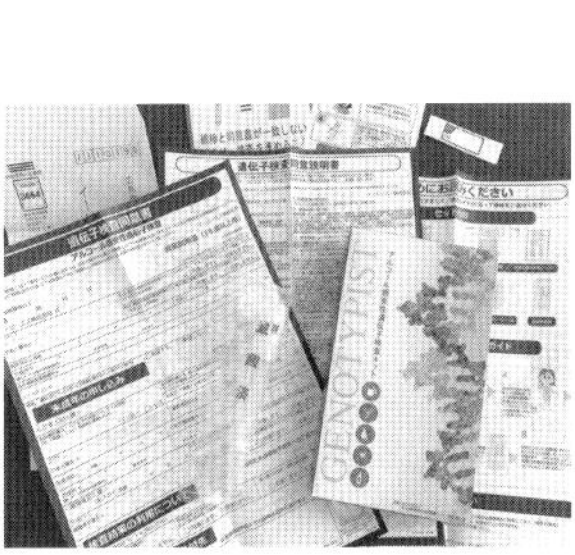

アッコ先生の
アルコール感受性遺伝子検査結果

		アセトアルデヒト分解（ALDH2）		
		活性型	低活性型	非活性型
アルコール分解（ADH1B）	高活性型	B 30.8%	D 24.7%	E 5.9%
	活性型	B 16.0%	D 14.4%	E 3.3%
	低活性型	A 2.8%	C 1.8%	E 0.3%

※表内のアルファベットは、P 35 の表に準じる。
※具体的な%の数字は検査機関によって異なるが、数値の傾向はどこも同じ。

つい飲み過ぎてしまう「大酒飲みタイプ」。
ADH１B／高活性型　ALDH２／活性型

アルコールとアセトアルデヒドの分解がどちらも強い。酒量が増えてしまいがちなので、高血圧、脳梗塞、アルコール依存症などになりやすいタイプ。アルコール換算で 10g 増加するごとに乳がんリスクが 7.1%増数するとされている。

思ったとおり〝大酒飲みタイプ〟病気へのリスクもあり！

結果は予想どおりの〝大酒飲みタイプ〟(笑)。検査機関の調査によると、日本人では約30％と、実は一番多いというのは意外でした。ただし、お酒に強いせいで、病気のリスクやアルコール依存症になるリスクもあるようです。

私の結果についての検査機関からのコメントによると、「肝障害、すい炎、脂質異常症、糖尿病、高尿酸血症に注意」とあります。また、肝機能を高めるために「タウリン」をとるように、とも。タウリンは、イカ、タコ、貝類などにあり、私の大好物！

……とはいえ、酒が飲めるからと言って、知らず知らずに飲み過ぎてしまいがち。気をつけないといけませんね。

「自分の遺伝子を知っておくと、健康的にお酒を飲む指標にもなる」と青木先生がおっしゃるように、自分を知ることが大事。みなさんも一度調べてみてください。

アッコ先生のある10日間の食日記

	朝	昼	夕
1日目	コーヒー（ブラック）		すき焼き（関西風。佐賀牛300g、卵3個）、白菜漬け物、ご飯2杯 梅・レモンサワー、日本酒2合、ワイングラス3杯
2日目	コーヒー（ブラック）	チョコ1個	昨日の残りのすき焼き（野菜をプラス、卵2個）、サバ水煮缶、ご飯2杯 レモンサワー1杯、日本酒1合、ワイン1杯
3日目		コーヒー（ブラック）	17時：三陸わかめそば＆とり天親子丼セット、そば湯 22時：ご飯＋すき焼きの残り、チーズスナック、ハイボール5杯
4日目	（やや二日酔い）	コーヒー（ブラック）	サバ水煮缶、鶏・鴨鍋（両方で300g・赤みそ八丁みそ仕立て）、〆のうどん。酒粕クッキー レモンサワー缶、オレンジワイン・赤ワイン計5杯
5日目		たまごサンド ハムサンド コーヒー（ブラック） 試飲で梅酒数種	鶏つくね（500g）・手羽元（10本）の鍋（昆布・鶏出汁、野菜たくさん）、白菜浅漬け 若狭梅レモンサワー1杯、オレンジワイン1本、芋焼酎（ストレート）3杯

	朝	昼	夕
6日目	コーヒー（ブラック）	かけそば大盛	残りの八丁みそ煮込み鍋の手羽元2本、ラーメン、卵。新たに鶏つくね鍋（肉300g、野菜いろいろ） 若狭梅サワー、若狭レモンサワー、角瓶サワーなど全部で5杯くらい
7日目	コーヒー（ブラック）	シーザーサラダ きのこのスープ、ロティスリ・チキン、パン ストレートティー	残りのつくね鍋（えのき茸、ほうれん草、白菜、ねぎ、豆腐プラス）、〆ラーメン、金沢の甘エビ椀 レモンサワー3杯
8日目	車中にて、シウマイ弁当 お茶、 コーヒー（ブラック）	ラーメン 日本酒テイスティング2合程度	割烹（先付け、御造り4種、もずく、だだみポン酢、若狭牛、じゃこサラダ、山菜天ぷら、越前おろしそばほか） 日本酒4合瓶2本
9日目	コーヒー（ブラック）	越前おろしそば ソースカツ丼	車中にて、サワー、干しホタルイカ、蟹めし弁当 日本酒2合
10日目	コーヒー（ブラック）	マクドナルド（ポテト、サムライマック、レモンティー）	鶏もも肉のソテー、プチトマトとほうれん草のバターソテー添え、サラダ山盛り、マフィン1個 ハイボール1杯、ピノ・ノワール1本、ウイスキー（ストレート）2杯

〆の炭水化物は必須でも「プチ断食」＋「野菜・海藻」で調整

前のページが10日間の私の食日記です。人生が丸見えでお恥ずかしいですが、いかがでしょうか？　この生活でほぼ30年間同じ体形をキープしています。体質もありますが、こんなことでも何かヒントになればと考えて思い切って公開しました。

細かく言うと、私が苦手なのは甘いものと油っこいもの。なのにケンタッキー・フライド・チキンが好きなのは矛盾していますが、脂が多い皮を外して食べます。スナック菓子も食べますよ。時にはポテトチップス1袋なんてことも（笑）。胃腸が弱く、オリーブオイルや牛乳はお腹を壊すので避けています。家飲みでは、豆腐や大根（生を切ったもの）、枝豆、コリコリした食感が好きで砂肝や軟骨をよく食べます。お肉は豚肉か鶏肉がメイン、塩こしょうでさっぱり味付けし、レモンなどの柑橘を搾ります。冬はたっぷりと野菜を入れた鍋の確率が高いかも。飲んだ後には炭水化物もしっかり食べます。適量の炭水化物は肝臓の働きを助けてくれるのでよいそうです（P139参照）。

最近は外食よりも、家で食事をしながら飲むことが多くなりました。レモンサワーなど軽いお酒で最初にのどを潤し、ワイン、日本酒と進んで最後は焼酎やウイスキーなどの強いお酒へ。お酒を飲むのは食事を楽しくするためと考えているので、おつまみとの相性はとくに大事。フルーティな日本酒にはフルーツやクリームチーズ、純米酒は穀物と合うのでパスタ、タンパク質やタウリンがとれるボンゴレビアンコに合わせます。また福井の食文化にはわかめや昆布、海苔などの海藻類が欠かせないため、家にはいつも海藻があって、習慣的に食べています。海藻は食物繊維が豊富で、アルコールの吸収を穏やかにしてくれる（P71参照）そうです。朝はコーヒーだけ、ランチを食べないことも多いです。結果的に「オートファジー」になっているので、内臓を休めることができているようです。

〝大酒飲みタイプ〟の私でも、年齢とともにお酒の飲み方は変化してきました。人生を通じてずっとお酒と仲よく付き合っていくために、こうした見直しは必要ですね。みなさんもご自分のお酒ライフを見直すと発見があるかもしれません。

私、美酒美人になりました！❶

「SAKE 女の会」の会員のみなさまにお話をうかがいました。
小さいことでもコツコツと。おかげで、美もお酒もたっぷり味わえるという声が続々！　参考にしてみては？

お酒を飲むなら運動も！
体の裏面
（背中、お尻、太もも）
を鍛える筋トレ
“デッドリフト”と
“スクワット”をやってます。
（Y. Yさん）

五感を使って、
お酒を美味しく楽しみながら
嗜《たしな》むことは幸せなこと！
アルコールで
心身リラックス。
幸福感や笑顔が
幸せホルモンを導いて
“美”を保ってくれます。
（N. Uさん）

肥満防止策は、
お腹が空いているときに
白砂糖、小麦粉を避けること。
野菜やタンパク質を
先に食べるのが
おすすめ。
（K. Iさん）

“置き換え”で
無理なくダイエット。
栄養をバランスよくとれ、
飲んでいても
自然とやせました。
（Y. Iさん）

涼しい産地の白ワインには
リンゴ酸等の**有機酸**が、
温暖な産地の赤ワインには
ポリフェノールが
豊富なものが多いので
そんなワインを選びます。
（T. Sさん）

転職して毎日
立ち仕事に！
食べる量は
変わらないけど、
足に筋肉がついて
やせました。
（M. Sさん）

なるべく１種の
お酒に決めて、
ゆっくり
味わって
います。
（Y. Tさん）

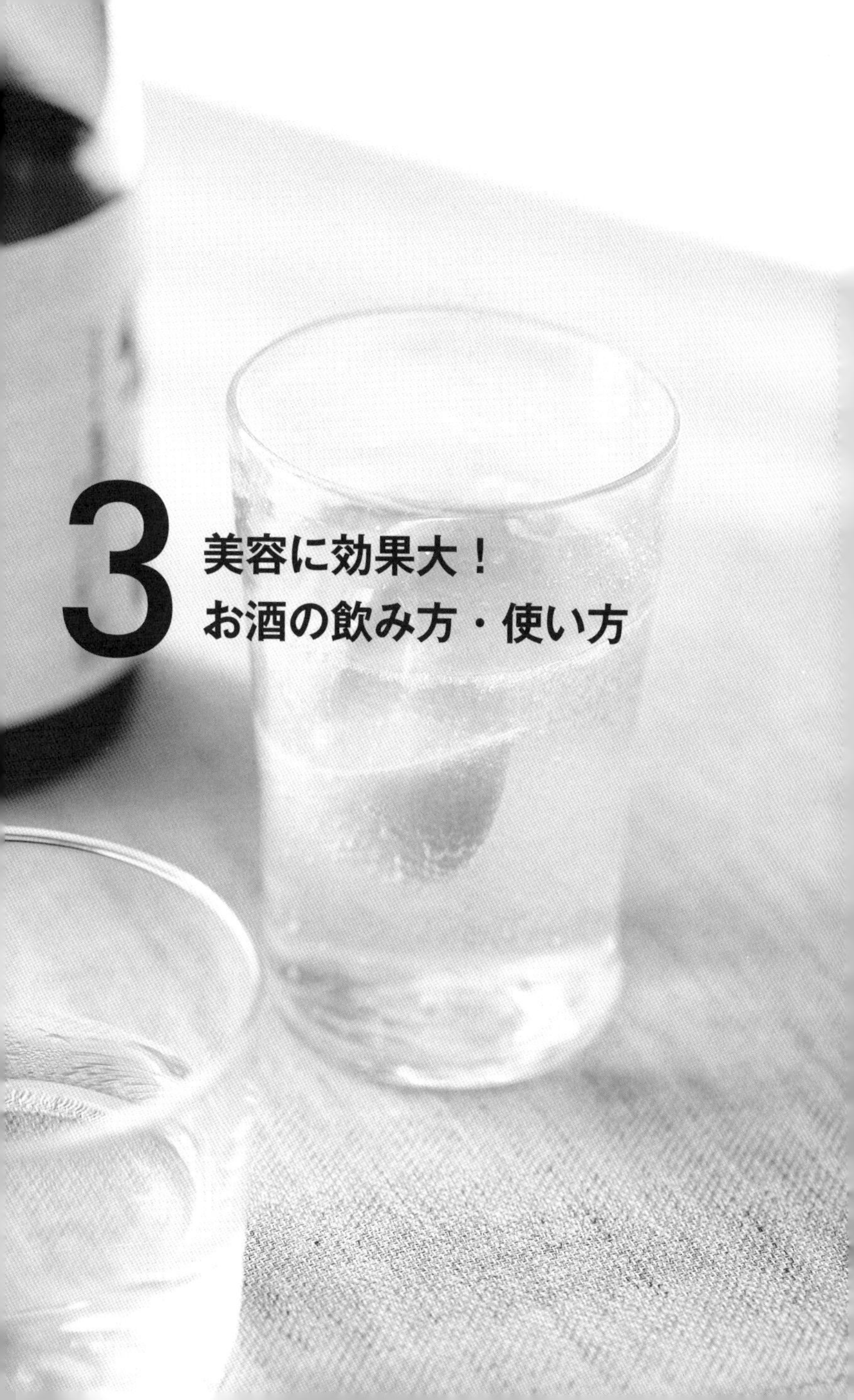

3 美容に効果大！ お酒の飲み方・使い方

1

ハッピーにお酒を楽しんで「キレイ」「美しい」を手に入れる！

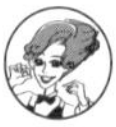

「ずっとキレイでいたい！」というのは、あらゆる女性の願いです（私もそう！）。

でもキレイであるために、無理なダイエットをしたり、やりたいことを我慢したり（とくに、大好きなお酒をガマン……というのは酒好き女子にはキツいでしょう）といった窮屈な生活ではきっと疲れてしまいます。心が疲れてしまうと、どんなにやせても、どんなに高級な化粧品を使っても、〝キレイ〟〝美しい〟でいることは難しいものです。

そこでこの章では、お酒が好きな女子たちのために「**大好きなお酒をガマンすることなく、美容や健康も同時に手に入れる！**」とっておきの方法を、日本唯一の〝ソムリエドクター〟青木先生に教えていただきます。

とくに「ワインのアンチエイジング効果」は青木先生の専門分野。「ワインが美容や健康に役立つ」と聞けば、思わず「やったー！」って心の中でガッツポーズしてしまいます。また、「お酒とダイエット」「お酒と睡眠の深い関係」など、美容に関わるお酒事情もひも解いてもらいました。

さらに、日本の伝統的な発酵食品である「日本酒」は美肌効果抜群ということもわかってきました。発酵の過程で生まれる成分が肌にいいそうで、これから注目したいですね。

お酒は〝飲み過ぎ〟れば健康を損ないます。ですが一方で、**上手に付き合えば、健康と美容の面で女性にうれしい効果もきちんと兼ね備えている。**だからお酒はやめられない！（ということにしておきましょう）。

美容は、体が健康であって初めて成り立つもの。この2つはセットなのだから、欲張ってどちらも手に入れてしまいたい！　そのお手伝いになる情報をお届けします。一生お酒を楽しみたいから美容と健康に気を配って、お酒がもたらすハッピーな時間を手に入れて！

2

お酒にも「カロリー」はある！

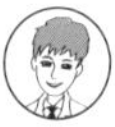

「お酒は飲んでも太らない」と、とくにお酒が大好きな方にはそう思っている人が多いようです。しかし今の**医学的見地では「お酒は太るもの」**とされています。

「純アルコール（エタノール）」には、1g当たり7・1kcalのエネルギー（※P55注1参照）があり、このうち70%ほどはアルコールが体内で代謝される際に消費されています。体の中でアルコールが代謝されると「酢酸」になり、それが「アセチルCoA」に変換されます。アセチルCoAは重要な物質で、ここから「ATP（アデノシン三リン酸）」が生成されて、体の中で〝エネルギー源〟として利用されるのです。そして私たちの体は、ATPから産出されるエネルギーを使って生命を維持しています。

以前ココナツオイル等で有名になった「MCTオイル」は「太りにくい脂質」として注目されましたが、それは「中鎖脂肪酸」。アルコール代謝でできる酢酸は「短鎖脂肪酸」に分類されるので、中鎖脂肪酸よりもさらに分解・消費されやすく、「脂肪として体につきにくい脂質」と言えます。

とはいえ短鎖脂肪酸もエネルギーはあるので、とり過ぎればもちろん脂肪として体に付くことになります。アルコール代謝でできた物質がすべてエネルギー源として使われるのであれば問題はありません。しかし大量にお酒を飲むと、アセチルCoAが余分に変換され、それが「脂肪酸」を経て「中性脂肪」に変わります。すると肝臓をはじめ、皮下脂肪や内臓脂肪として蓄えられるのです。お酒好きの多くが悩む「高中性脂肪血症」や「脂肪肝」「内臓脂肪型肥満」はこれがおもな原因となります。

お酒を飲むときはおつまみにも注意が必要です。油っこいものを食べると、より体内の脂肪酸が増え、中性脂肪の増加につながります。

またお酒を飲み過ぎると、〆のラーメンが恋しくなった覚えはありませんか？　これは、肝臓でアルコールを処理する際に糖質が必要となり、〆の炭水化物が欲しくなるという仕組みなのです。ここで本能にしたがって、深夜に〆のラーメンなんてことになれば、「炭水化物＋脂質」で肥満まっしぐらです。

よくお酒は「エンプティカロリー」などと言われますが、これは「カロリーがない」という意味ではありません。エンプティカロリーとは、「カロリーはあるのに栄養素としては空っぽ」という意味なのです。ただし、お酒に含まれる純アルコールのカロリーは、先ほどもお伝えしたように「70％ほどはアルコール代謝で消費される」ため、同じカロリーを脂質や糖質でとったときよりも、体重増加の作用が少ない。そのため、エンプティカロリーと言われるという説もあります。

また「蒸留酒はカロリーがない」と思っている人も多いようですが、「蒸留酒は糖質0」ではあっても、「アルコール由来のカロリーはしっかりある」ことをお忘れなく。

世界各国の肥満に関する研究結果をまとめた論文では、少量から中程度の飲酒量では結果がまちまちでしたが、「**過度の飲酒はおおむね体重増加につながる**」と結論づけられています。そして2020年、欧州国際肥満学会では少量飲酒でも体重増加につながるという研究結果が報告されました。この研究によると、「1日あたり缶ビール（355㎖）半分以上のアルコール摂取で、肥満やメタボリックシンドロームのリスクが高まる」とされています。とくに男性に顕著で、1日ビール半缶以上1缶以下のアルコールをとると、飲酒しない人と比べて肥満のリスクは1・1倍に上がり、1缶以上2缶以下では肥満のリスクが1・22倍、2缶以上では肥満のリスクが1・34倍になりました。これは韓国の20歳以上の約2700万人のデータを解析した結果ですが、日本人と同じ東アジア人での研究結果ということで、見過ごすことはできません。

（※注1）

各アルコールの純アルコール量と糖質、カロリー

アルコールの種類	純アルコール	糖質	カロリー
ビールロング缶（500㎖）	20g	17g	215kcal
白ワイン2杯（200㎖）	18g	4g	150kcal
純米酒1合（180㎖）	20g	5g	195kcal
おにぎり1個			170～180kcal

3

「カロリーオフ」「脳の麻痺《まひ》」に惑わされるな！

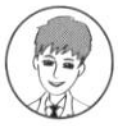

太らない飲み方を知りたいとは誰もが思うことでしょう。しかしまず、「お酒は太る可能性がある」ことをしっかり理解してください。その上で「太りにくい飲み方」を実践するお手伝いをしましょう。

Ｐ52にも書きましたが、それぞれのお酒には糖質やカロリーがあります。だから**「飲む量」「純アルコール量」「糖質量」が増えるほど「中性脂肪」は増えやすい**と言えます。最近は「糖質０」とか「カロリーオフ」いったお酒もありますが、そういった「人工甘味料」を使ったものでも、すい臓からのインスリン分泌が促進されることがあります（Ｐ26参照）。すると血糖値が下がり、空腹感が増して食欲が増進することもあるので要注意。カロリーオフだからと無防備になるのは危険です。

また、アルコールを飲むと大脳皮質の理性の抑制がとれるので、「今日だけはいいか」なんて心のゆるみが出やすくなります。これ、脳が麻痺している状態なのです。そこに加えて、アルコール自体の食欲増進作用も知られているので、ついつい勢いに任せて頼みすぎたり、食べ放題の宴会などで食べ過ぎたりするという落とし穴にも気を付けて。もちろん、おつまみや食事も脂質や糖質の多いものをとり過ぎれば太ることになりますので、太りたくなければ**「食べ過ぎないように考える」**ことが大切です。

また、飲んでも太らないためには、**ダイエットの基本原則（体重測定、記録、運動、睡眠）を確実に実行する**のもいいでしょう。左にあげましたが、飲むときの3つの原則をできるだけ実践すれば、肥満を避けつつお酒を楽しめるはず。とくに、③のおすすめ食材はぜひ心がけてみて！

飲んでも太らないための3つの基本

①過度な飲酒は控えること
②食事はできるだけ「糖質＋脂質」のものを避けること
③野菜類、海藻類、きのこ類を先に多めに食べておくこと

4

おつまみは「カプレーゼ」から
——青木流おすすめオーダー術

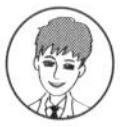

体質によって太りやすい人、太りにくい人は存在します。例えば本書の著者であるアッコ先生は、たくさん食べて飲んでも体質的に太りにくいと言えるでしょう。反対に私は、太りやすい体質であることが肥満関連遺伝子検査でわかっています。それでもお酒を楽しむことは大好きなので、普段からオーダーする種類や順番などを決めています。ご参考までに、行きつけのお店での一例を紹介しましょう。

最初にオーダーするのは「カプレーゼ」です。ほどよい糖質のあるトマトを飲む前に食べたいのと、良質なタンパク質であるチーズ、そこにアルコールの吸収を穏やかにしてくれるオリーブオイルがかかっているので、これは完璧！　さらに、レタスなどの葉物のサラダやにんじんスティックもいい。にんじんはかみ応えがあるので空腹が抑えられますし、

「抗酸化ビタミン」を多く含んでいるのもいいですね。

同じサラダでもポテトサラダやマカロニサラダは、**糖質や脂質が多いので最初からオーダーするのはダメ！** どうしても食べたければ、食事の中盤以降にしてください。おつまみについてはP128で解説していますのでそちらを参考に。

最初に飲むのは白ワインが多いですが、夏などはビールが飲みたくなりますよね。炭酸はアルコールの吸収を速めるのでおすすめしないと言いましたが、どうしてもというときは、少量ずつチビチビ飲めば許容範囲です。

こうして血糖値がゆっくり上がってきたら、メインの料理を頼んでも大丈夫。最後にスパークリングワインを飲むことも多いですね。糖質の多い醸造酒よりも、糖質ゼロの「蒸留酒のほうがより太りにくい」と言えます。しかし**蒸留酒は**アルコール度数が高いので、**肝臓への負担は大きく、アセトアルデヒドによる悪影響は大**となるため注意が必要です。醸造酒の中では、糖質量が圧倒的に少ない**辛口のワインが太りにくい**でしょう。日本酒は糖質が高いという点で、ワインや焼酎よりも太りやすい可能性があります。

5

日本酒には、肌を白く、ふっくら効果が！

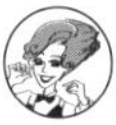

美容と日本酒についてはアッコ先生の得意分野ですので、私からお話ししますね。仕事柄、日本酒の杜氏さんとお会いする機会も多いのですが、杜氏さんには肌がきれいな方が多いんです。それこそが日本酒の美肌効果を証明する証しですね。日本酒由来の化粧品も多く出ているので、すでにみなさんもご存じかと思います。

私が主宰する「ＳＡＫＥ女の会」の中には、日本酒化粧品のみならず、直接日本酒を塗るという方もいます。なので私も、真似してみました。日本酒を直接塗って「べたべたしないかな?」と最初は心配でしたが、まったく問題ありませんでした。むしろお肌の調子がいいのでしばらく続けていこうと思っているくらい。もちろん、合う合わないは個人差もあるので、そこは自己判断で。

日本酒の美肌効果はよく知られていますが、ここで一度おさらいしてみましょう。
日本酒には20種以上のアミノ酸が含まれており、その中には「グリシン、セリン、アスパラギン酸」など肌に潤いを与えてくれる**天然保湿成分**があります。またポリフェノールの一種「フェルラ酸」や麹の発酵過程で発生する「麹酸」は、**シミの原因となるメラニンの生成を抑制**してくれると言われます。そのため「日本酒は肌を白くふっくらさせてくれる」と言えます。こうした効能は多くの酒造メーカー、日本酒の研究機関での研究が進み、認めるところとなっています。

日本酒の発祥地と言われる島根県では、島根県産業技術センターと奥出雲酒造が協力したプロジェクトで、「日本酒を醸造する際に生まれる〝α‐EC〟という成分を継続的にとると**肌の真皮層のコラーゲン密度が上昇する**」ことがわかってきました。これを濃縮化することに成功したそうで、さまざまな製品、例えば化粧品や美容フェイスマスク、お菓子などに使われ始めています。効果も濃縮されて、期待がふくらみますね。「美肌成分もある日本酒」はまさに飲む美容液であり、つける美容液でもあると言えそうです。美肌効果を狙って日本酒を飲む人も増えそうですね。

6

色の濃いワインほどアンチエイジングの効果大

赤ワインは「アンチエイジングに役立つ抗酸化作用が強い」ことで知られています。

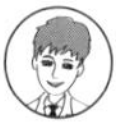

腸活（Ｐ30参照）や血液サラサラ効果（Ｐ１４６参照）に期待できることでもわかるとおり、ワインに含まれる「アントシアニン」「タンニン」「カテキン」など、**何種類ものポリフェノールが強力な抗酸化作用を発揮**してくれるからです。

こうしたポリフェノールは、とくにぶどうの皮や種の部分に多く含まれているので、抗酸化力が強いのは中でも「赤ワインが断トツ」です。その理由は赤ワインの製法にあります。

赤ワインは、果汁のほかに、果皮や種も一緒にタンクに入れてアルコール発酵させるからです。このとき、ポリフェノールが果汁に溶け出します。ちなみに今流行りの「オレンジワイン」は白ぶどうから造られますが、赤ワインのように果皮と一緒に醸造されるため、

「オレンジワインは、白ワインよりポリフェノールが豊富」と言えるでしょう。

赤ワインといっても、味も色もさまざまです。ですが健康面に関する**「ポリフェノール含有量」「抗酸化作用」は色の濃さに比例**すると考えられています。具体的にお話しすると、果皮が厚いぶどうは、黒ぶどうの色調の素である「アントシアニン」が多く、ワインの色はダークチェリーレッドと呼ばれる濃いワインレッドになります。代表的な品種は「カベルネ・ソーヴィニヨン」。

反対に、果皮が薄いぶどう（「ピノ・ノワール」など）ではアントシアニンの量が少なく、明るく透明感のあるワインレッド（ラズベリーレッドと呼ばれる）になります。抗酸化力は、ダークチェリーレッドの赤ワインのほうがラズベリーレッドの赤ワインより通常は高いことが知られています。

このほか、抗酸化力が強い品種は、イタリアのバローロを造る「ネッビオーロ」、フランス南西地方の「タナ」という品種など。このフランス南西部は「長寿の地域」としても知られているそうです。ほかにもいくつかありますので次ページで紹介しましょう。

果皮の厚い品種の特徴は、色調の濃さと強いタンニン（渋み）にあります。「しっかりした赤が好き」と言う方がいますが、まさにそういうワインですね。こうしたワインは長期熟成されることもありますが、

古いほど強く、同じヴィンテージのワインでは、**抗酸化力はヴィンテージがある程度温暖で日照量の多い産地のほうが強くなります。**

赤ワインには、一時注目された「レスベラトロール」というポリフェノールも含まれています。これに長寿効果があるという説が流れましたが、今では見解が二分されています。

ですが、腫瘍や炎症、糖尿病を抑える効果があることは報告されており、さらに、心血管を保護したり、白内障や骨密度低下に関連した疾患を改善させたりする効果があることは認められています。ほかにも、メタボ予防や、善玉コレステロール（HDLコレステロール）の増加、脳神経の保護、女性の場合は、女性ホルモンのバランス調整などにも期待できます。

さらに美容面でも、「アンチエイジング効果をもたらす」という知見が出てきています。紫外線によるダメージを軽減する、黒ずみの原因である「メラニン」の合成を阻止する、肌の弾力を改善する、などの報告があります。

ぶどう由来の飲み物のポリフェノール含有量

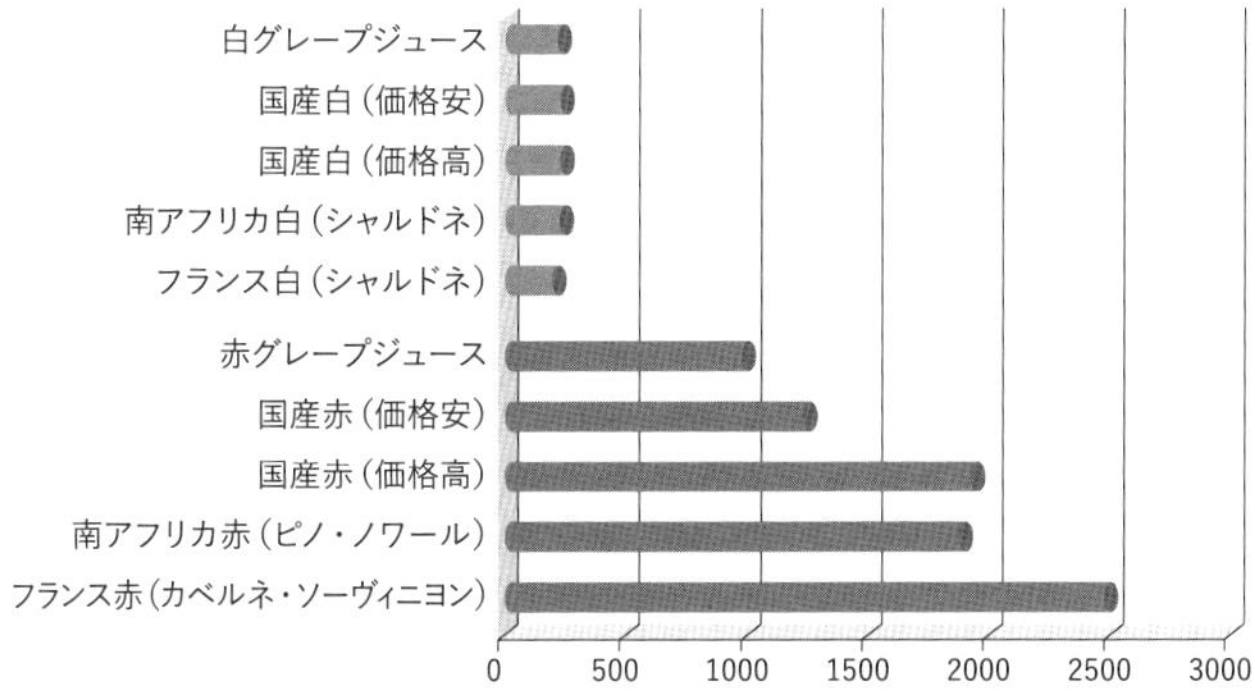
白グレープジュース
国産白（価格安）
国産白（価格高）
南アフリカ白（シャルドネ）
フランス白（シャルドネ）
赤グレープジュース
国産赤（価格安）
国産赤（価格高）
南アフリカ赤（ピノ・ノワール）
フランス赤（カベルネ・ソーヴィニヨン）
0
500
1000
1500
2000
2500
3000

ポリフェノール含有量が高い赤ワイン

- カベルネ・ソーヴィニヨン（世界各国）
- ネッビオーロ（イタリア　ピエモンテ州）：Barolo
- タナ（フランス　南西地方）
- マルベック（フランス　南西地方、アルゼンチン）
- シラー（ズ）（フランス、オーストラリアなど）
- アリアニコ（イタリア　カンパーニア州）
- サグランティーノ（イタリア　ウンブリア州）

＊抗酸化力は、若いワインよりも、適度に熟成したワインのほうが強い
＊同じヴィンテージでは、より温暖で日照量の多い産地のほうが強い

7

「むくみ解消」には、白ワイン

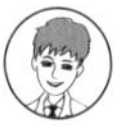

赤ワインと同じように、白ワインにもポリフェノールが含まれています。しかし赤ワインのポリフェノールとは少し異なります。なぜならば、赤ワインには黒ぶどうが使われていますが、白ワインには果皮の色が黄緑色の白ぶどうが使われているからです。

例えば、赤ワインの赤色に含まれるアントシアニンは白ぶどうにはほとんどありません。こうしたぶどうの違いがポリフェノール量の違いを生んでいます。また、白ワインは果皮や種は取り除いて発酵させるため、赤ワインのように多くのポリフェノールが果皮や種から抽出されることもありません。そこで「赤ワインと比べるとポリフェノール量は少ない」となるのです。それでも、白ワインには白ワインだけにしかない健康効果があります。

そのひとつは、**豊富なカリウムを含む**ことから**むくみを予防し、**

血圧の上昇を抑えることがわかっています。お酒を飲むとむくみやすいという人は、白ワインを選んでみてはどうでしょうか。

また、**「大腸菌」「サルモネラ菌」に対する抗菌作用が強い**ことも特徴です。白ワインは赤ワインのようにマロラクティック発酵（アルコール発酵後、ワインに含まれるリンゴ酸が乳酸菌によって分解され減酸されること）をしないことから、赤ワインよりも抗菌作用に優れています。白ワインにはさわやかな酸味がありますね。その酸味に**腸内環境を整える**効果があります。白ワインには「酒石酸」や「リンゴ酸」などの有機酸が赤ワインよりも多く含まれていることで、腸内pHを下げる方向に働いて悪玉菌を減らすからです。

2004年、ドイツのグループによって、白ワインのダイエット効果に関する研究が報告されています。肥満者のダイエット食を使った治療群において、白ワインを一緒に飲ませた群ではグレープジュースを飲ませた群に比べて減量効果が高かった、というものでした。しかしその研究結果だけで、白ワインにはダイエット効果があるとは言えません。白ワインの健康効果といえるのは、今のところ次のページにあげるとおり。醸造酒の中では辛口の白ワインは糖分が少ない。糖質を抑えたい人にはおすすめかもしれません。

◆ 白ワインの効果 ◆

① 大腸菌、サルモネラ菌に対する抗菌作用が強い
② カリウム含有量が高く、**むくみ予防**や**血圧上昇を抑える**
③ カルシウムとマグネシウムのミネラルバランスがよく、**骨粗鬆症防止**に働く
④ 酒石酸やリンゴ酸などの「有機酸」含有量が赤ワインより高く、腸内の pH を下げるのに働き、**悪玉菌を減らす**。大腸がん予防に期待される
⑤ **血糖値の上昇を抑制する**

アンチエイジングな白ワイン

- MLF（マロラクティック発酵）をしていないスタイル：
  リースリング（フランスのアルザス地方やドイツのドライなもの）
- 酸が多いすっきりしたスタイル：
  ソーヴィニヨン・ブラン（フランスのロワール地方やニュージーランド）
  アルバリーニョ（スペインのリアス・バイシャス）
- シャルドネ種であれば、フランスのシャブリ地方のグランクリュやプルミエクリュ以外のもの

ワイン中の非電離型酒石酸量とワインの殺菌力

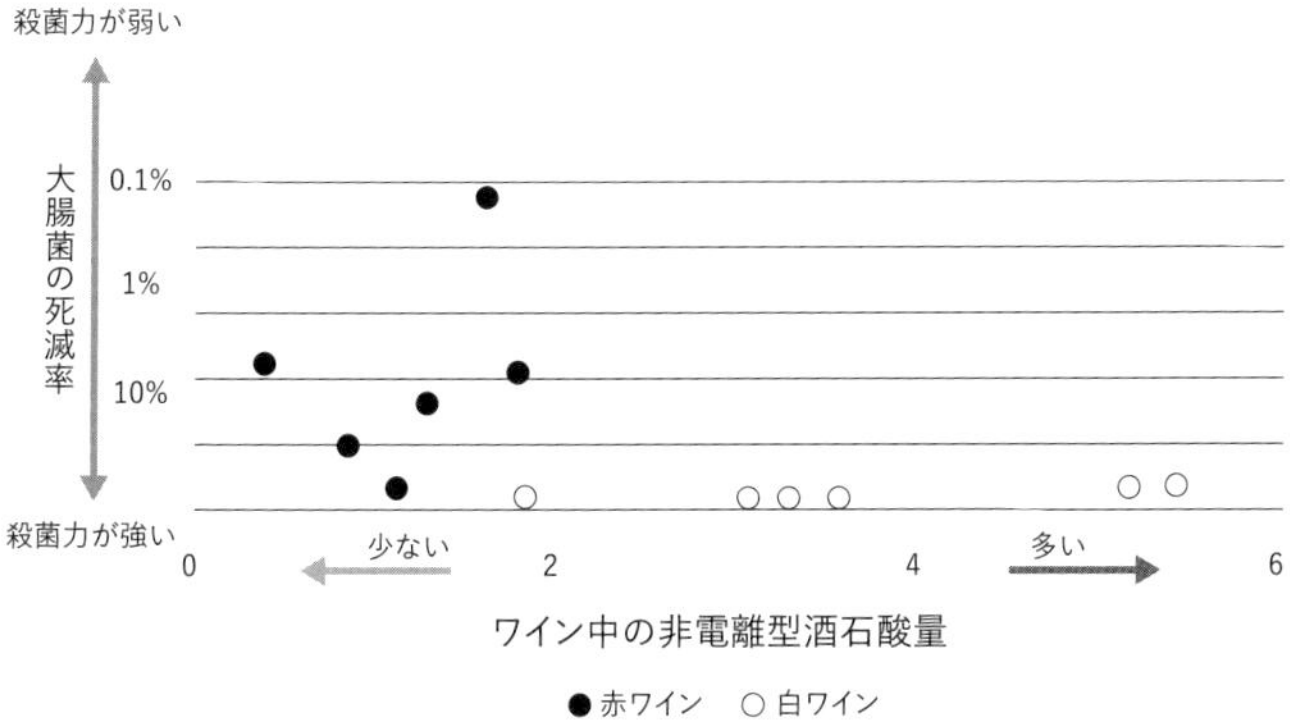

「酒石酸」とは、ワインの中に含まれ、ぶどうの酸味成分である有機酸のひとつ。それが分解されると、「電離型酒石酸」と「水素イオン」に分かれる。

非電離型酒石酸　⇄　電離型酒石酸＋水素イオン
だが、ワイン内のpHが低くなると、ワイン内の水素イオンが増えるため酒石酸は分解されず、非電離型が増える傾向になる。

このように働く酒石酸に着目し、「酒石酸の分解度合いと大腸菌の死滅率の関係」を、ワインの種類によって調べたのが上のグラフ。

まず、赤ワイン。赤ワインはpHが低い傾向にあり、それによる大腸菌の死滅率はさまざまで、双方の相関関係はないように見える。

一方、白ワイン。比較的pHが高いものが多いよう。だが、ワインのpHには関係なく、どの白ワインでも大腸菌の死滅力はかなり高い数字を示した。

これにより、白ワインの大腸菌の殺菌力は強力なものだと言える。

8
「アセトアルデヒド退治」で美肌をキープ

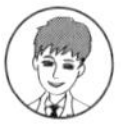

「美容や美肌に効くお酒の飲み方はありますか」という質問をいただきました。しかし残念ながら、エビデンスのあるものはいまだないのです。私が思うには、アルコールが肝臓で代謝されるときに作られる「アセトアルデヒド（Ｐ１１７参照）をできるだけ体に残さない飲み方」がポイントになりそうです。人体にとっても、アンチエイジングにとっても有害となるのがアセトアルデヒド。二日酔いのメカニズムもまだ解明されていませんが、このアセトアルデヒドが関与していることはわかっています（Ｐ１２０参照）。そこで、二日酔いになるような飲み方をすれば「お肌に活性酸素の酸化ストレスを与えてしまう」ことは間違いありません。

Ｐ31でも書きましたが、「ワインのポリフェノールには、腸内で食物繊維のような働きをするものがあり、腸内環境を改善」します。また、「ラガービールにも腸内をきれいにする働きがある」ことはわかっています（P24参照）。こうしたお酒を適量飲むことで、美肌効果をアップさせる可能性は十分にあります。

お酒を飲むときのおつまみにも気配りしておきましょう。

アセトアルデヒドによる活性酸素を除去できる抗酸化作用があるのは**緑黄色野菜。食物繊維豊富な海藻類**も腸をきれいにしてくれるほか、アルコールの吸収を穏やかにする効果もあります（P128参照）。腸の善玉菌は食物繊維を発酵・分解し、酸を作りますが、この酸が悪玉菌の増殖を抑制し、腸のぜん動運動を促進。酸の中でも「短鎖脂肪酸」と呼ばれる酸は大腸のエネルギー源となり、大腸の正常な働きを助けます。実はアルコールが分解されて作られるのが、この短鎖脂肪酸でもあるのです。

そのほか、きのこ類や、エゴマ油や青魚の油に代表される「**オメガ3系不飽和脂肪酸」も意識してとってください**。きのこは糖質の代謝や脂質代謝に有効的で、肌や髪を健康的にしてくれます。青魚の「ＥＰＡ」や「ＤＨＡ」は、飲酒によって生じた血管の炎症を抑え、中性脂肪を低下するのに働いてくれますから。

9

「水とお酒」セットにして、カサカサ肌を撃退

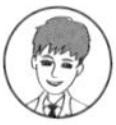

飲み過ぎてしまった日の翌朝や年末年始のように毎晩飲み会続きというとき、アルコールによる肌のトラブルが増えますよね。中でも「翌朝のカサカサお肌をなんとかしたい」ということは多いのではないでしょうか？　そのメカニズムはこうです。

①アルコールには利尿作用があるため、飲酒後は脱水傾向になる。

②アルコールによって血行が促進されると皮膚温度が上がるため、今度はそれを下げようと、皮膚の表面から水分が蒸発してしまう。

③①と②の作用の結果、「アルコールを摂取すると、肌が乾燥する」ことになる。

さらに、アルコール代謝で生じたアセトアルデヒドの分解にはビタミンB群が関与する

ため、体内にあるビタミンB群が大量に消費されることとなります。ビタミンB群は美肌にとってても大切な栄養素。これが不足すると、肌荒れが起きやすくなってしまいます。

また、**肝臓でのアルコールの解毒は、水分を必要**とします。しかし、アルコールで脱水になったままだと、アセトアルデヒドの肝臓での代謝が遅れることになり、二日酔いにもなりやすい状況ができてしまう。つまり「お酒を飲むことで、水分補給が切実に必要」「体は水を欲している」状態となるのです。

そこで、まずはお酒と一緒に**チェイサーとして、水をとる**ことが第一歩。アルコールの吸収速度をゆっくりさせるためにも、一緒に水を飲むのはおすすめです。緑茶や烏龍茶には利尿作用があるので水分不足を助長してしまうため、チェイサーには向きません。水が最もおすすめですが、〝無糖で利尿作用のない飲料〟ならいいでしょう。

お酒を飲むとさまざまな面から体が水分不足になるのです。水分を意識的にとることで、二日酔いを防止し、アルコールによる肌へのダメージなども軽減したいものですね。

10

「寝酒禁止」で、目の下のクマとさようなら

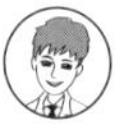

「お酒を飲むとぐっすり眠れる」「寝付きがよくなる」そんな声をよく聞きます。実際にお酒を飲むと眠くなって、バーのカウンターで船をこいだり、電車で寝過ごして終点まで行ってしまったりという経験をしたこともあるかもしれません。そんなことから「お酒を飲むとよく眠れる」と思いがちですが、睡眠とアルコールの関係を調べてみると意外なことがわかってきました。

飲酒後は、肝臓でアルコールが代謝されて「アセトアルデヒド」ができます（Ｐ１１７参照）が、これが睡眠にも悪影響を及ぼし、深い睡眠をもたらす「ノンレム睡眠」のフェーズ（段階）を阻害します。それによって、浅い睡眠の「レム睡眠」のフェーズが増え、つまり、深い睡眠が妨げられて、結果的に睡眠不足を招くのです。

飲酒量にもよりますが、夜中にトイレに行きたくなって起きてしまうことが多くなるのも問題です。睡眠の時間帯である夜間は「抗利尿ホルモン」という、尿を濃縮させて尿量を減らすホルモンが優位になっているのが通常です。しかし、アルコールはこの抗利尿ホルモンの作用を阻害する。そのため、夜中にもよおして、睡眠を浅くしてしまいます。

また**睡眠中は、肌のメンテナンスも行われる大切な時間**です。ですが寝酒をすると、肝臓を中心とした内臓がアルコール代謝のために休みなく働くことになり、他の臓器のメンテナンスがおろそかに。そのため、健康や美容の面にもよくない状態に導かれてしまう。**内臓のためにも肌のためにも、夜中は〝休ませる〟**ことが大事なのです。また、寝付きがよくなるからとアルコールの摂取を続けていると、耐性ができて、同じようには効かなくなっていきます。そのためアルコール量が徐々に増えてしまうことに。最後には歯止めが効かなくなる……といった悪循環に陥ることもありますので注意しましょう。

お酒は飲んでもいいのですが、できれば「**寝る3時間前**（2時間でも許容範囲）**には飲むのをやめて、酔いをさましてから就寝**」することがベストです。そのためにも飲むお酒の量も適量を守りたいところです。

11

睡眠は アンチエイジングの最大の要

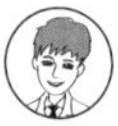

「美肌は夜作られる」と言われるように、アンチエイジングで最も大事なのが睡眠です。理由は、睡眠時に分泌されるホルモン。その代表格「成長ホルモン」は、日焼け、肌荒れ、くすみなどの肌トラブルを改善し、脂肪を減らすことにも働きます。

睡眠ホルモンの「メラトニン」は睡眠の質を上げるホルモンで、強力な抗酸化パワーを持ち、活性酸素の除去に役立ちます。体内でアルコールを分解する際に活性酸素が発生するので、メラトニンには大いに働いてもらいましょう。

前ページで「酔いをさましてから就寝」とお伝えしたのは、アルコールの分解速度は、「睡眠中は最大50％以下」になるからです。つまり、お酒を飲んですぐ寝ると、体内のアルコールが分解されず、翌日までお酒が残る可能性が。これを回避するためです。

12

余った日本酒はお風呂で活用

アッコ先生です。みなさんはお酒が余ったらどうしていますか？ ほとんどの方は「料理に使うのが定番」だと思いますが、実は、日本酒にはもうひとつの使い道があります。それが「入浴剤としてお風呂に入れる」こと。SAKE女の中にもお風呂に入れるという人は結構います。体が温まり、保湿効果があると感じる方が多いようです。入れる量は4合瓶程度から、おちょこ1杯までさまざまな説がありますが、ご自身で効果を感じる量でよいかもしれません。

日本酒の美肌効果は前述のとおり（P60参照）。直接肌に塗ったり、お風呂に入れたり、もしお酒が余ったら試してみてください。ただし、浴槽によっては故障の原因になるようなので、まずはお宅の浴槽の説明書の確認を。

私、美酒美人になりました！❷

ほかにも、こんな声が届いています。お酒に課したマイルールは、美と健康を導くカギのよう。生活リズムにとり入れやすいものを実践してみてください。

マイルールは、
・飲んですぐ寝ない
・ゆっくりお風呂でリセット
・連チャンしない
・3日間で管理
です。
（Y. Nさん）

カロリーより、
〝どういったものを食べるか〟が大事。
良質のタンパク質を多くとるようにしています。
（Y. Mさん）

酒粕にミネラルウォーターを少しとろみが出るまで混ぜたものを**パック**にしています。
（M. Nさん）

和柑橘や季節の果物、野菜などを使った焼酎ベースのカクテルなら、アルコール度数は低く、美と健康の追求になるはず。
（S. Mさん）

おつまみは**お漬け物やピクルス**とか。炭水化物を避けて肥満防止！
（A. Iさん）

日本酒に目覚めました。あわせて、**水もしっかり飲む**ようにしています。
（M. Hさん）

日本のことを勉強するほどに**日本酒の奥深さ**を実感。スキンケアにも効果があり、**日本酒化粧品**を愛用中です。
（E. Mさん）

4 教えて！ おつまみとお酒のいい関係

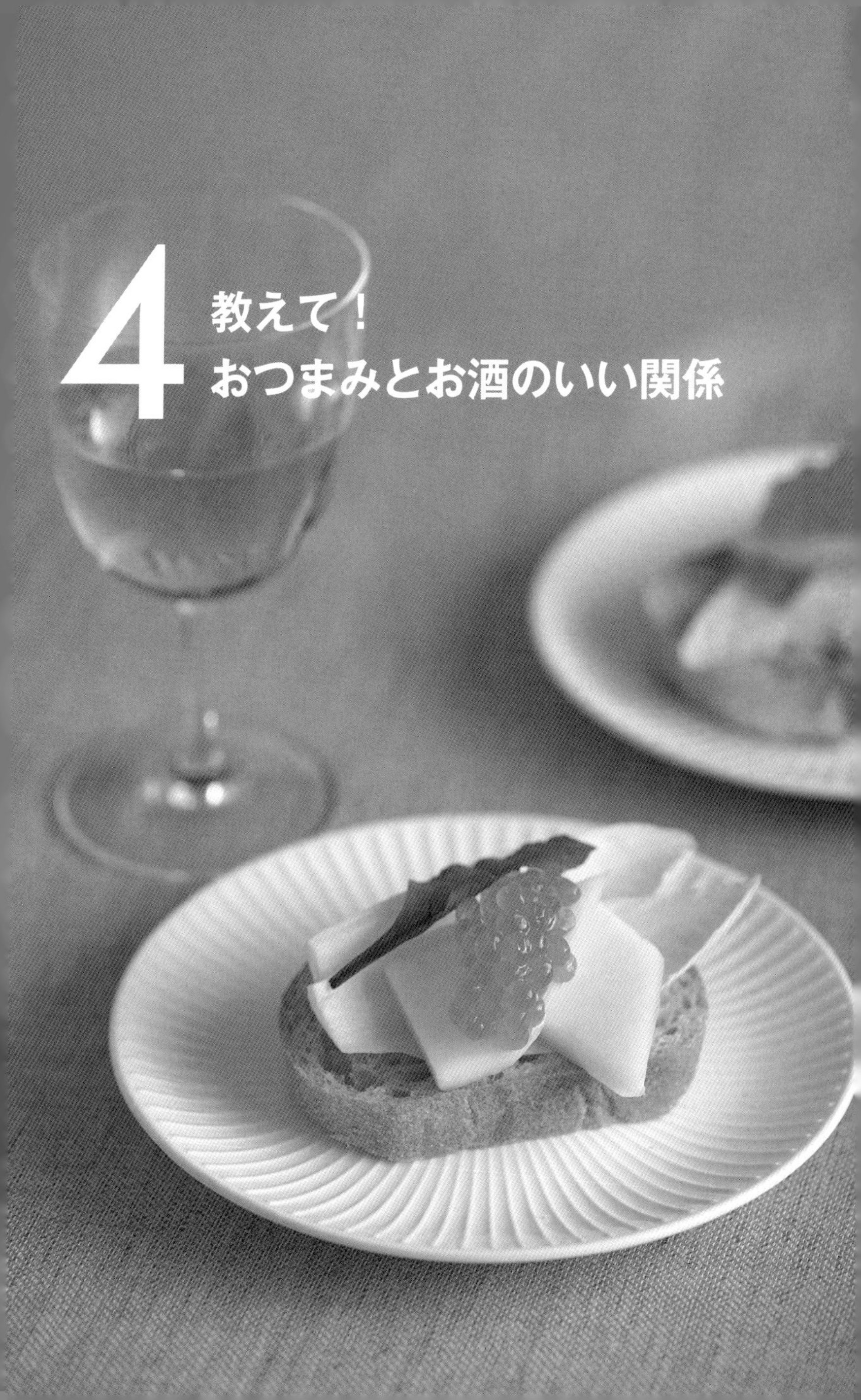

美人になる美的飲みには、おつまみ選びも大事！

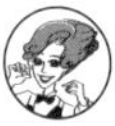

お酒好きのみなさんは、きっと外でも家でもお酒を上手に楽しんでいますよね！　私も外でとびきりおいしいお酒をいただくのも、家でのんびりお酒を楽しむのも大好き。だから、〝**健康的で、美容にもいい飲み方**〟を常日頃から考えているわけです。この章では、みなさんの家飲みにも役立ててもらえるような、料理とお酒の組み合わせの話を中心に紹介しています。また後半ではＳＡＫＥ女たちがおすすめのお酒なども紹介していますのでチェックしてみてください。

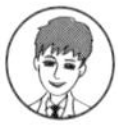

お酒を健康的に楽しむには、おつまみを意識して選ぶことがポイントですね。「美肌効果」「老化防止」といった目的別にお酒とおつまみを組み合わせるのもひとつ。バランスよくさまざまな栄養をとるという考え方もあります。

そこで私がおすすめするのが**フィンガーフード**です。パーティなどでよく出ますよね、ひと口サイズのかわいいおつまみ。フィンガーフードは、小さいながらも豊富な食材を使うので、「ビタミン」や「ミネラル」、抗酸化作用が強い「ファイトケミカル」（植物が、紫外線や有害物質、害虫などの害から身を守るために作り出した色素、香り、辛味成分など）を含んだ食材を簡単にたくさんとれます。小さいのでカロリーオーバーにもなりにくく、炭水化物の量が相対的に少ないのも特徴。肥満防止にもぴったりです。ビジュアル的にも華やかで、味覚や嗅覚とともに視覚が刺激されて、脳や自律神経のアンチエイジングにもつながります。ワインとも相性がよく、アンチエイジング効果は抜群！　お酒好きのみなさんには、最高にうれしいおつまみですね。気分も上がって、心の中からキレイになる感じがします。アンチエイジング効果もあって、お酒の時間がますます豊かになりそう！

これから紹介するおつまみとお酒の組み合わせをヒントに、キレイに磨きをかけてみてください。

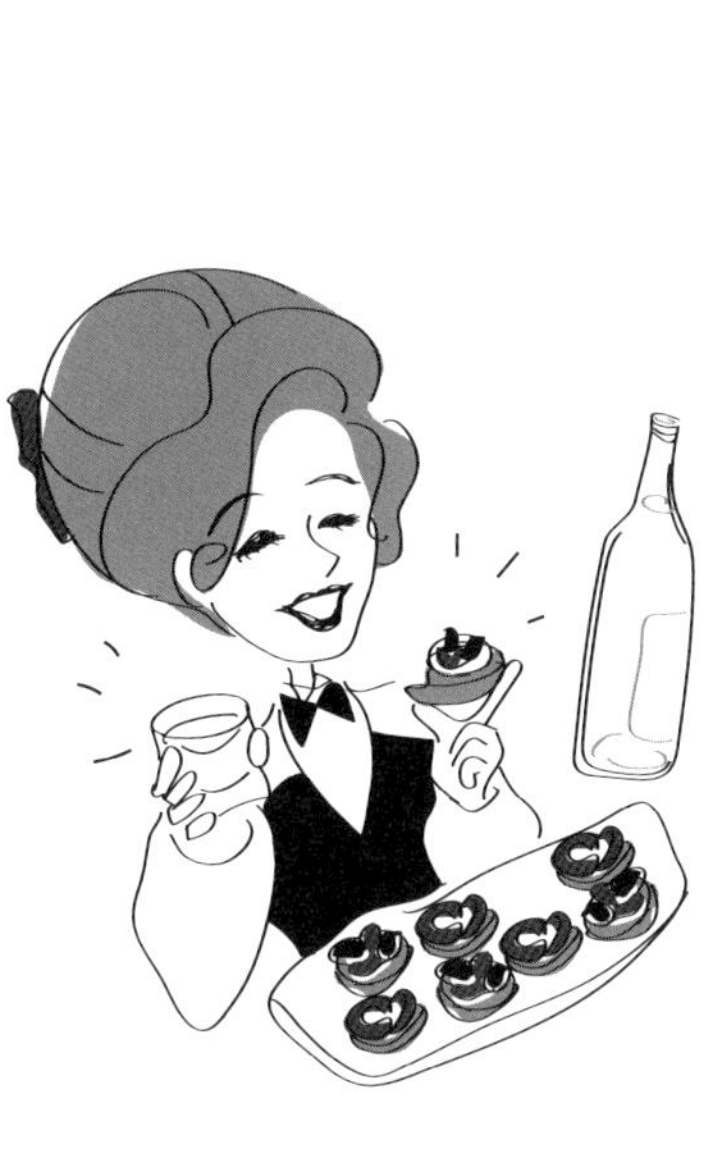

飲む前に食べたい トマト！

悪酔い防止のためには、空腹での飲酒はなるべく避けたいところ。さらにゆるやかに血糖値を上昇させてくれるので、野菜から始めるベジファーストがおすすめです。トマトはアルコール代謝を助け、適度な糖質の補充にもなるのでベストチョイス。アルコール吸収を穏やかにする食物繊維の多い海藻類や、健康効果の高いビネガー、レモンなどの柑橘を搾って一緒にとるようにしましょう。

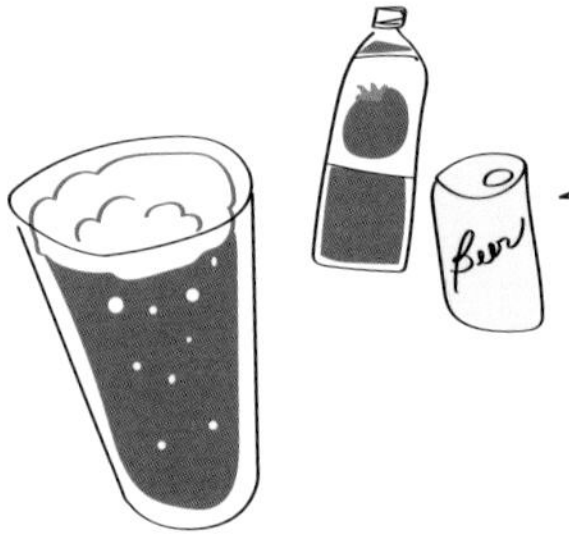

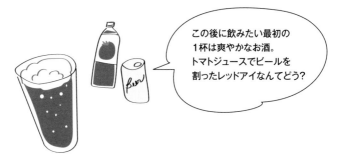

この後に飲みたい最初の
1杯は爽やかなお酒。
トマトジュースでビールを
割ったレッドアイなんてどう？

「トマトと海藻のサラダ」

食物繊維が多く、ローカロリーな大根おろしや、ビタミンCを含むレモンなどの柑橘類、アルコールの吸収を抑えるオリーブオイルも○。

この他のおすすめ

大根おろし　レモン　オリーブオイル　トマトジュース

ミニトマトに海藻を加えたサラダ。レモンを搾り、オリーブオイルをかけていただく。お好みで塩を軽くふったり、赤玉ねぎのみじん切りを加えたりしても。

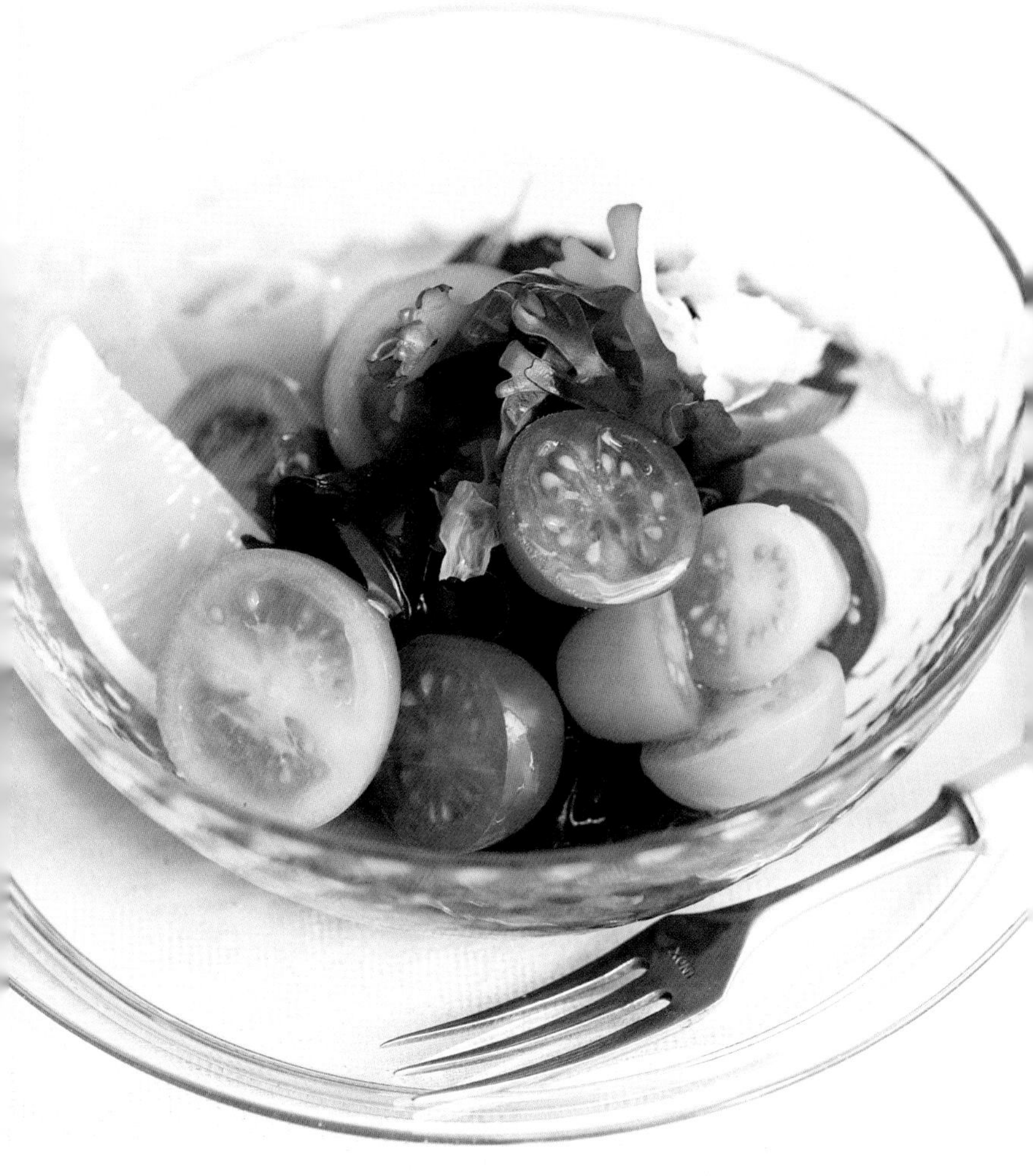

アルコール分解を促すペア

アルコールを分解するために使われるのはビタミンB1。そこでビタミンB1が豊富な豚肉を低カロリーに調理する、しゃぶしゃぶで食べましょう。豚肉には焼酎が合います。焼酎はロックにしたり水割りやウーロン茶割りにしたりとアルコール濃度を下げるバリエーションはいろいろ。

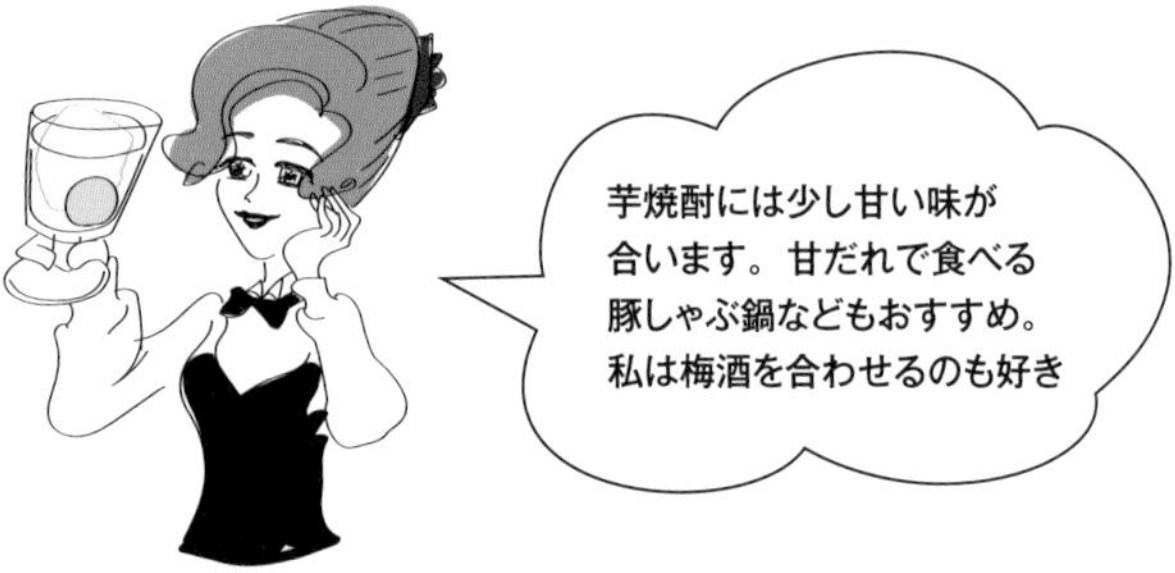
芋焼酎には少し甘い味が
合います。甘だれで食べる
豚しゃぶ鍋などもおすすめ。
私は梅酒を合わせるのも好き

「豚肉しゃぶサラダ」

×

焼酎

アセトアルデヒドによる活性酸素を除去してくれるのが緑黄色野菜。アミノ酸・ミネラルが豊富なアサリ、オルチニンを含むシジミなども効果的。

この他のおすすめ

サケ　カニ　緑黄色野菜　枝豆　梨　アサリ　シジミ

しゃぶしゃぶ用の豚肉を湯がき、ちぎったレタスの上にのせる。さらに、たたいた梅肉をのせ、ポン酢をかける。お好みでみょうがを散らして赤をポイントに。女子のつまみには彩りも大事。

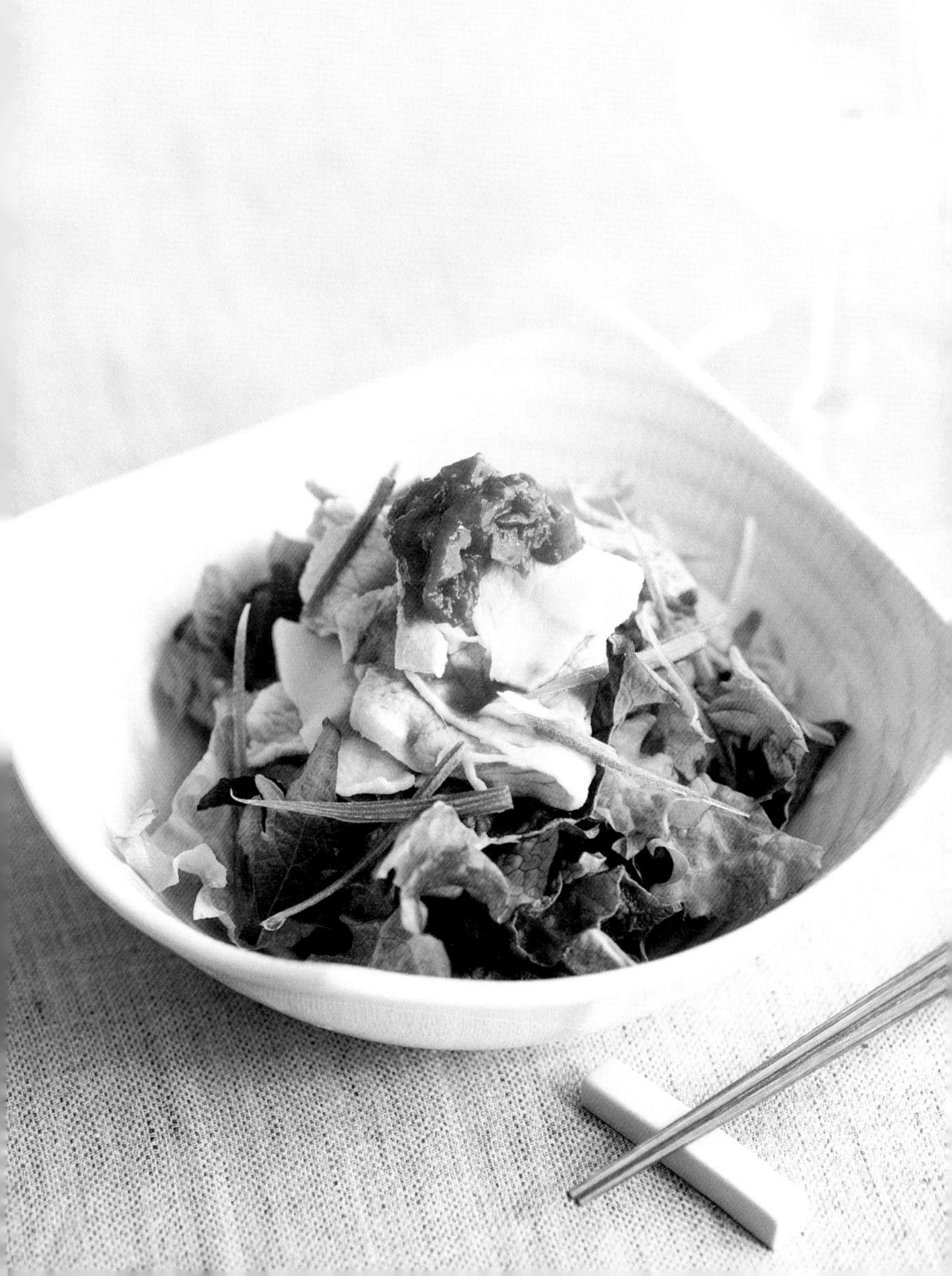

お肌ツルツルを目指して

ビタミン、ミネラル、タンパク質など美肌に役立つ栄養素をバランスよく持っているのがイクラやタラコなどの魚卵。イクラにはアンチエイジング効果のあるアスタキサンチンも含まれています。食物繊維やミネラルが多い海苔と一緒に食べればWで効果的。美肌にいい日本酒と。

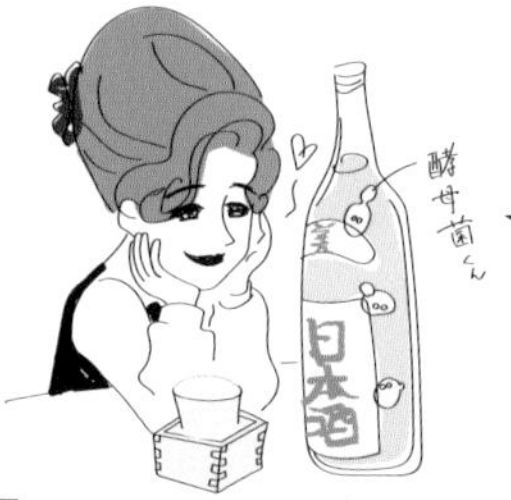

ビタミンCも一緒にとりたいから、日本酒ロックにライムを搾ったり、レモンたっぷりのレモンサワーやグレープフルーツサワーもいいですね

「ハードチーズとイクラの海苔巻き」

×

日本酒（純米酒）

肉類や豆類などのタンパク質、抗酸化作用の強いにんにく、ミネラル豊富な海藻類などを積極的にとって。

この他のおすすめ

豚肉　にんにく　レモン　海藻類　大豆　納豆

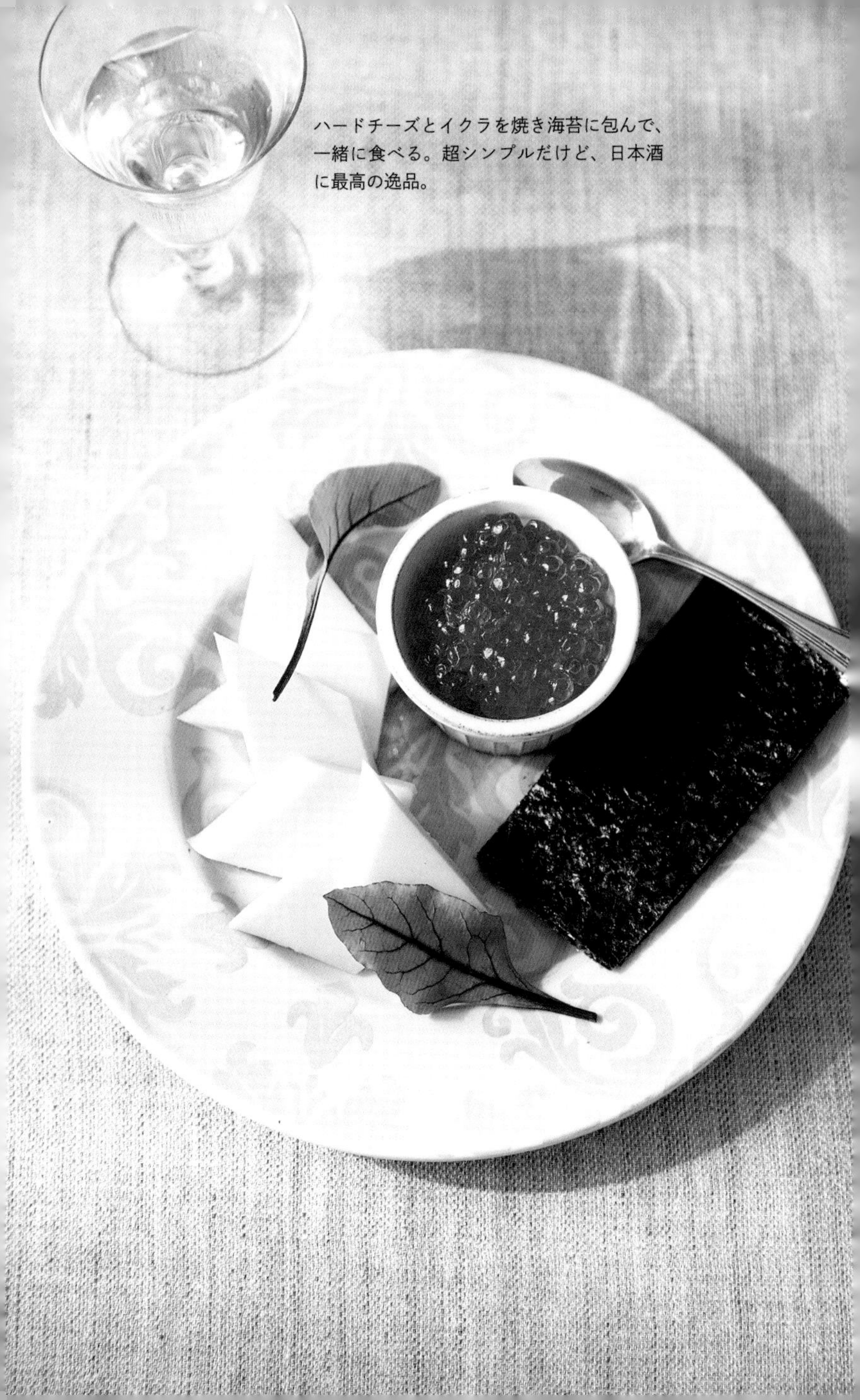

ハードチーズとイクラを焼き海苔に包んで、一緒に食べる。超シンプルだけど、日本酒に最高の逸品。

かちわりワインで悪酔い防止

悪酔い防止にいいのはアルコールを飲むペースをゆっくりすること、量を調節すること。そこでワインや日本酒に氷を入れてアルコール度数を下げるワザは効果的。ソーダ割りもよさそうに思いますが、炭酸ガスは小腸でのアルコール吸収を速めるので避けたいところ。アルコール分解を助けてくれるアスタキサンチンを含むサケも一緒に。

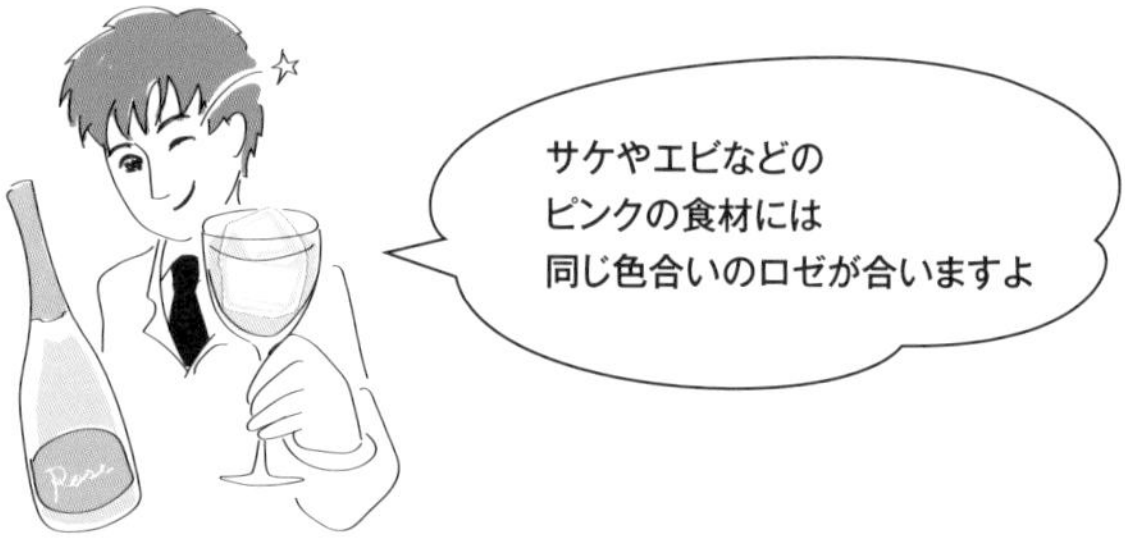
Rose
サケやエビなどの
ピンクの食材には
同じ色合いのロゼが合いますよ

「サーモンの竜田揚げ」×かちわりロゼワイン

アルコールの吸収を穏やかにする食物繊維の多いごぼうなどの野菜やきのこ類。最初にスープを飲んでおくのもいい。

この他のおすすめ

きのこ　ごぼう　キャベツ　スモークサーモン　スープ

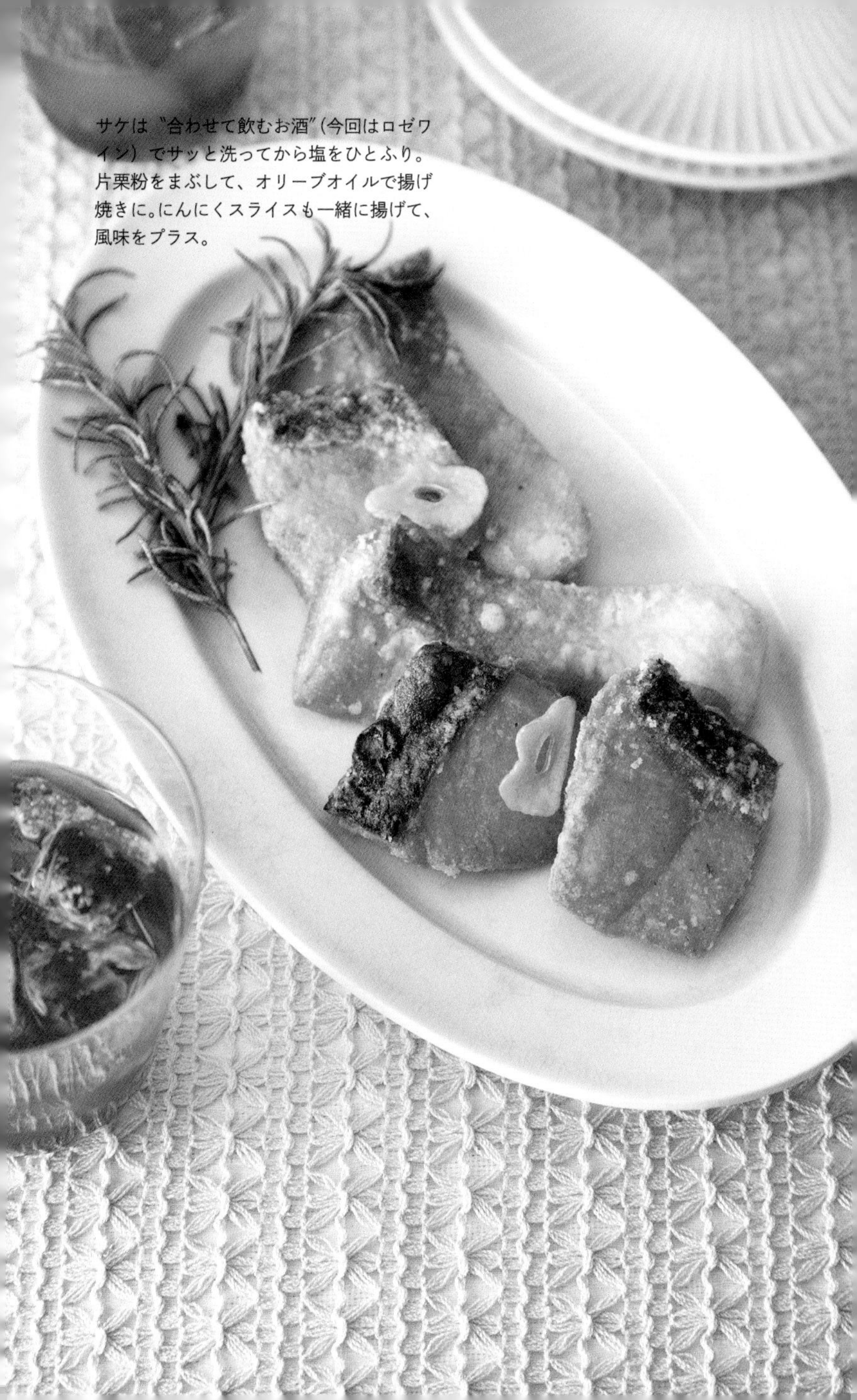

サケは″合わせて飲むお酒″（今回はロゼワイン）でサッと洗ってから塩をひとふり。片栗粉をまぶして、オリーブオイルで揚げ焼きに。にんにくスライスも一緒に揚げて、風味をプラス。

アンチエイジングは豚肉＋発酵食品

アンチエイジングにおすすめなのは、あらゆる食品の中でもずば抜けてビタミンB群が豊富な豚肉。キムチなどの発酵食品を加えれば、さらに効果倍増です。炒めるのではなく、焼いた豚肉と重ねてオシャレな豚キムチに。さらに美容にもいいごまをプラス。抗酸化作用の強いポリフェノールが多い赤ワインと一緒ならベストコンビ。

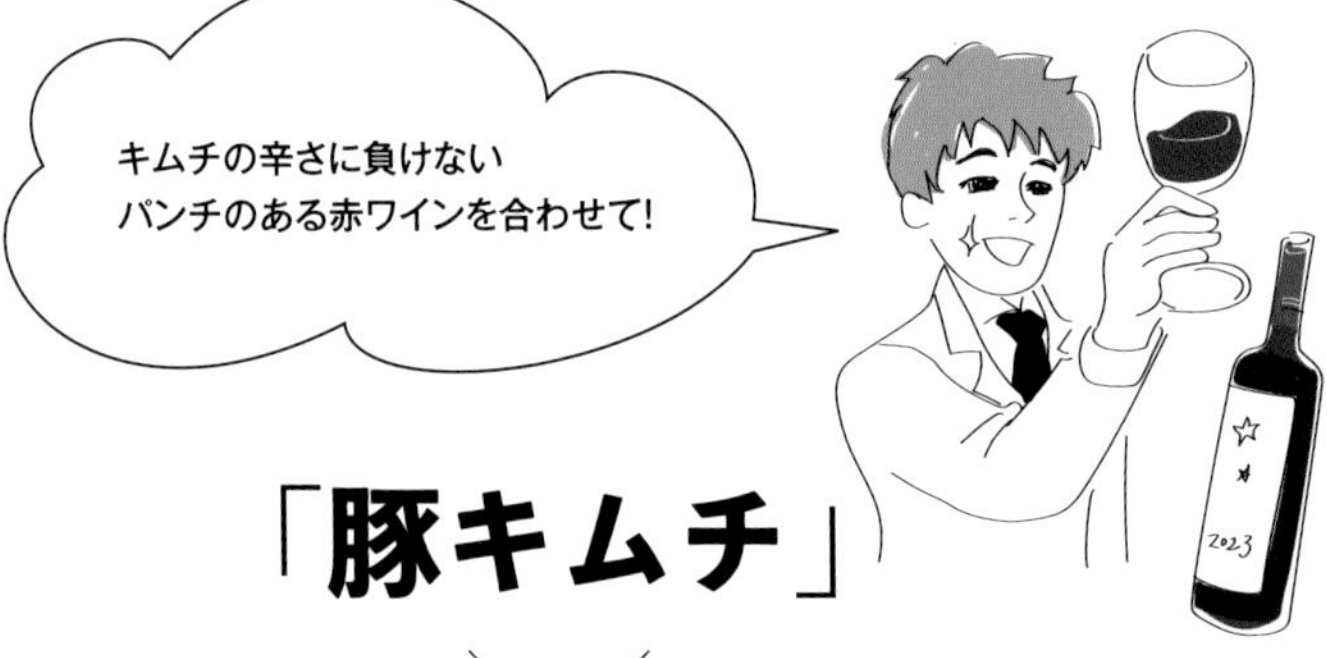
キムチの辛さに負けない
パンチのある赤ワインを合わせて!
2023

「豚キムチ」

×

赤ワイン

動物性タンパク質、イソフラボンを含む豆類やミネラル豊富なナッツ類、抗酸化ビタミンを含むパプリカやりんごなどを。

この他のおすすめ

魚　肉　ほうれん草　パプリカ　柑橘　りんご　ナッツ　豆類

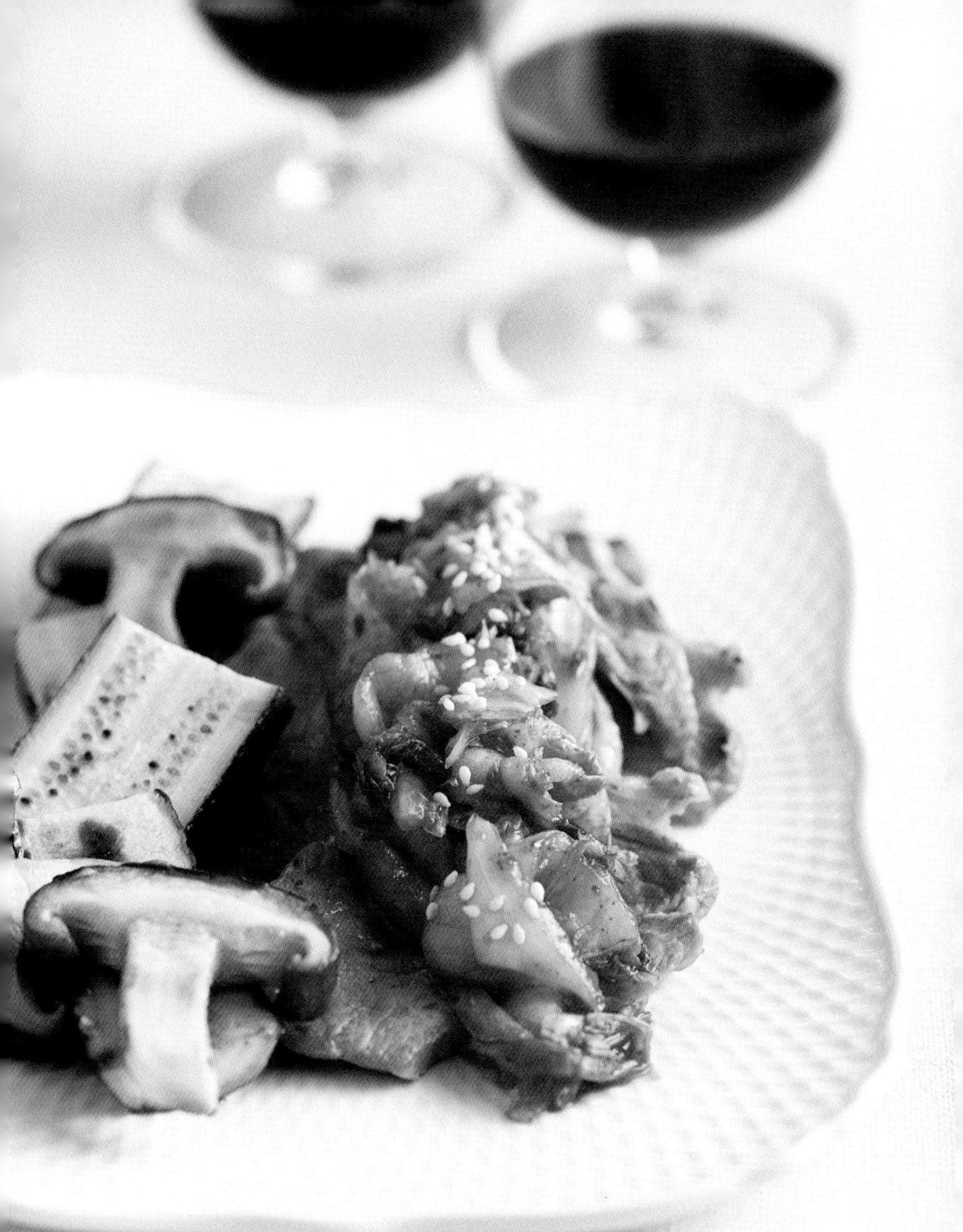

豚肉（肩ロース）は〝合わせて飲むお酒〟（今回は赤ワイン）で洗ってから、カリッと焼く。そのとき、出てきた脂を拭きとりながら焼くとヘルシーに。その上にキムチをのせて盛り付け。つけ合わせにはズッキーニとしいたけのグリルを。

食物繊維と酒粕で腸からキレイに

腸内環境を整えれば、アンチエイジング効果や健康効果がアップします。腸の掃除をしてくれる食物繊維や腸内環境を整える発酵食品を積極的にとりましょう。とくに最近注目の酒粕は、腸内細菌の増殖に役立つ有効成分豊富。合わせて飲みたいお酒は酵母が生きた白ビールなど。

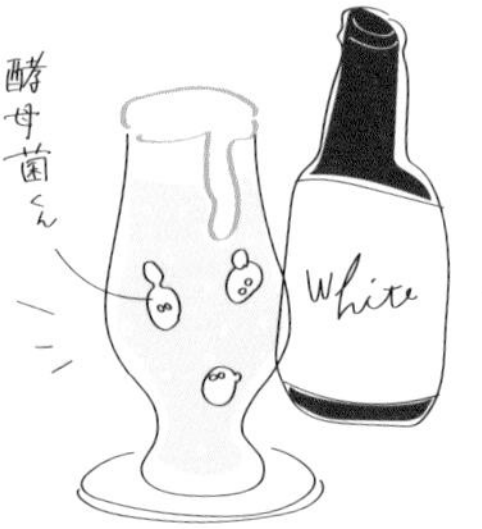

酒粕はいろんな料理に使ってみてね。
ビール以外にも酵母が生きた
生酒もいいですよ！

「せりとごぼうの酒粕鍋」

×

ホワイトビール

食物繊維には２種類あり、不溶性食物繊維が豊富なのはキャベツなど。水溶性食物繊維を持つのはもずくなどの海藻類。なめこやごぼう、アボカドは両方を持つ。緑茶のカテキンもOK。

この他のおすすめ

れんこん　アボカド　キャベツ　セロリ　もずくなどの海藻類
きのこ類　にごり酒　緑茶

昆布出汁でごぼうを柔らかくなるまで煮て牡蠣を入れる。牡蠣に火が入ったら酒粕を溶き入れ、せりを加えてさっと煮る。滋味深さが胃に染みる。牡蠣の代わりに、鶏胸肉を入れてもおいしい。せりとの相性抜群。

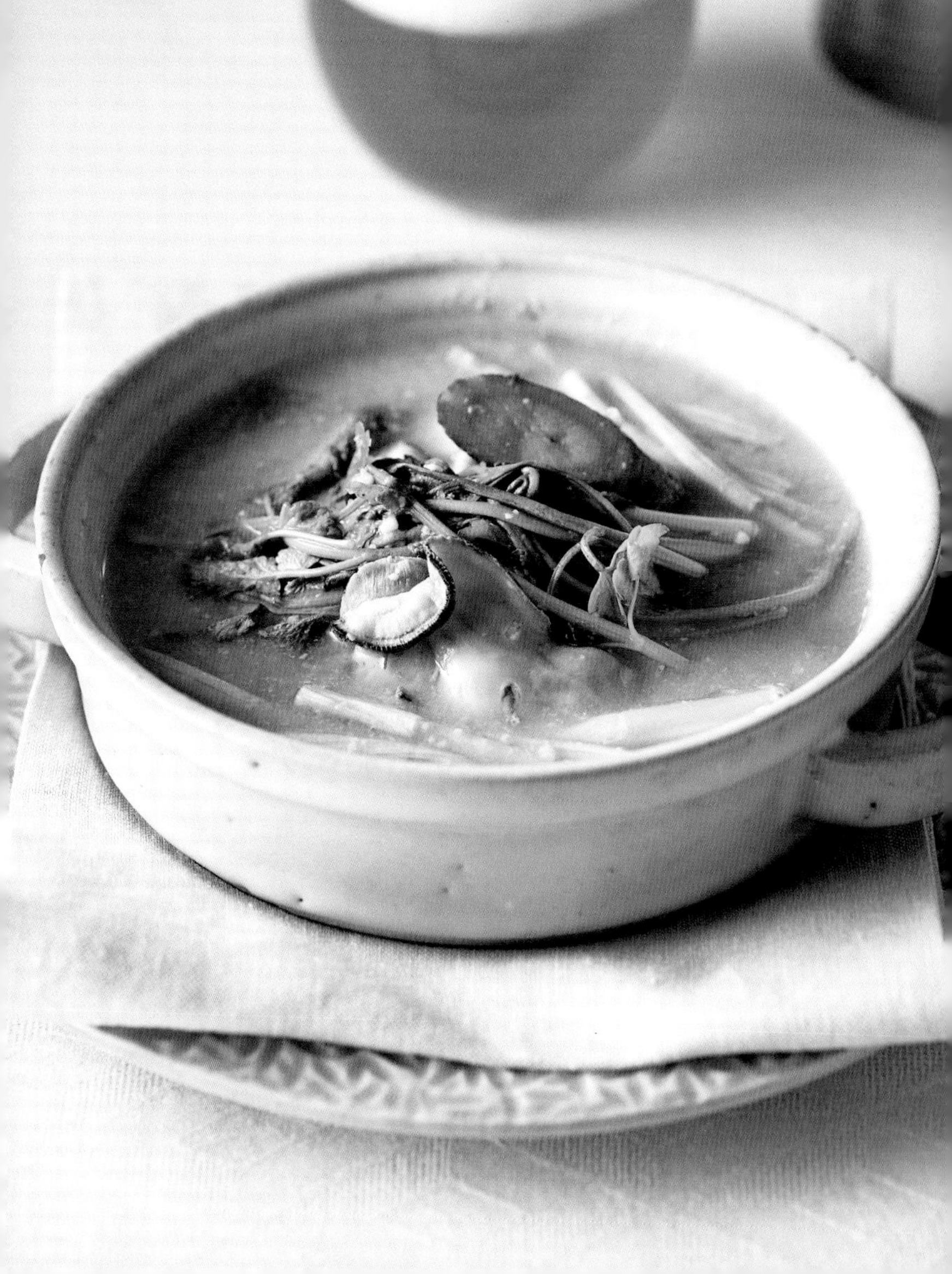

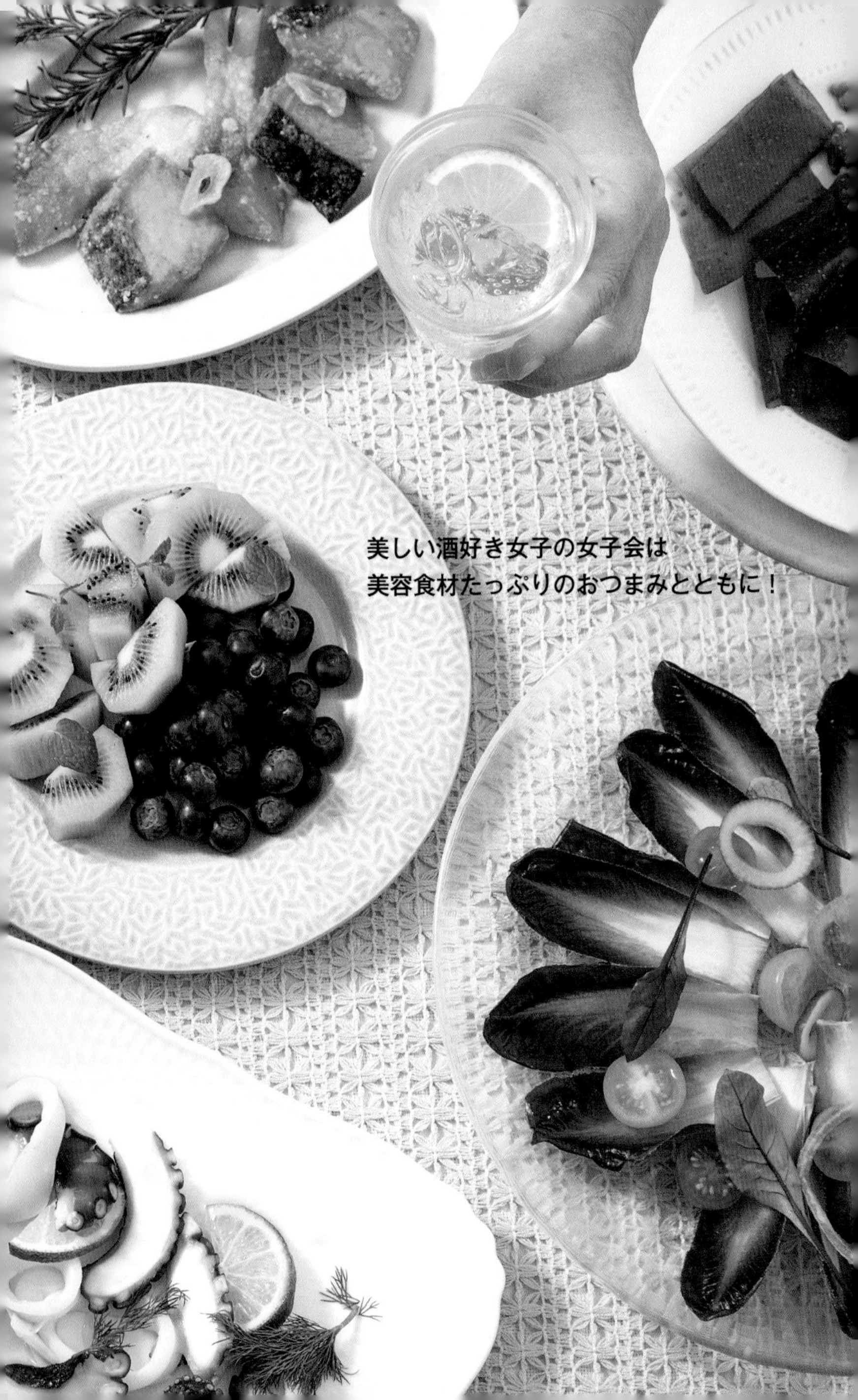

美しい酒好き女子の女子会は
美容食材たっぷりのおつまみとともに！

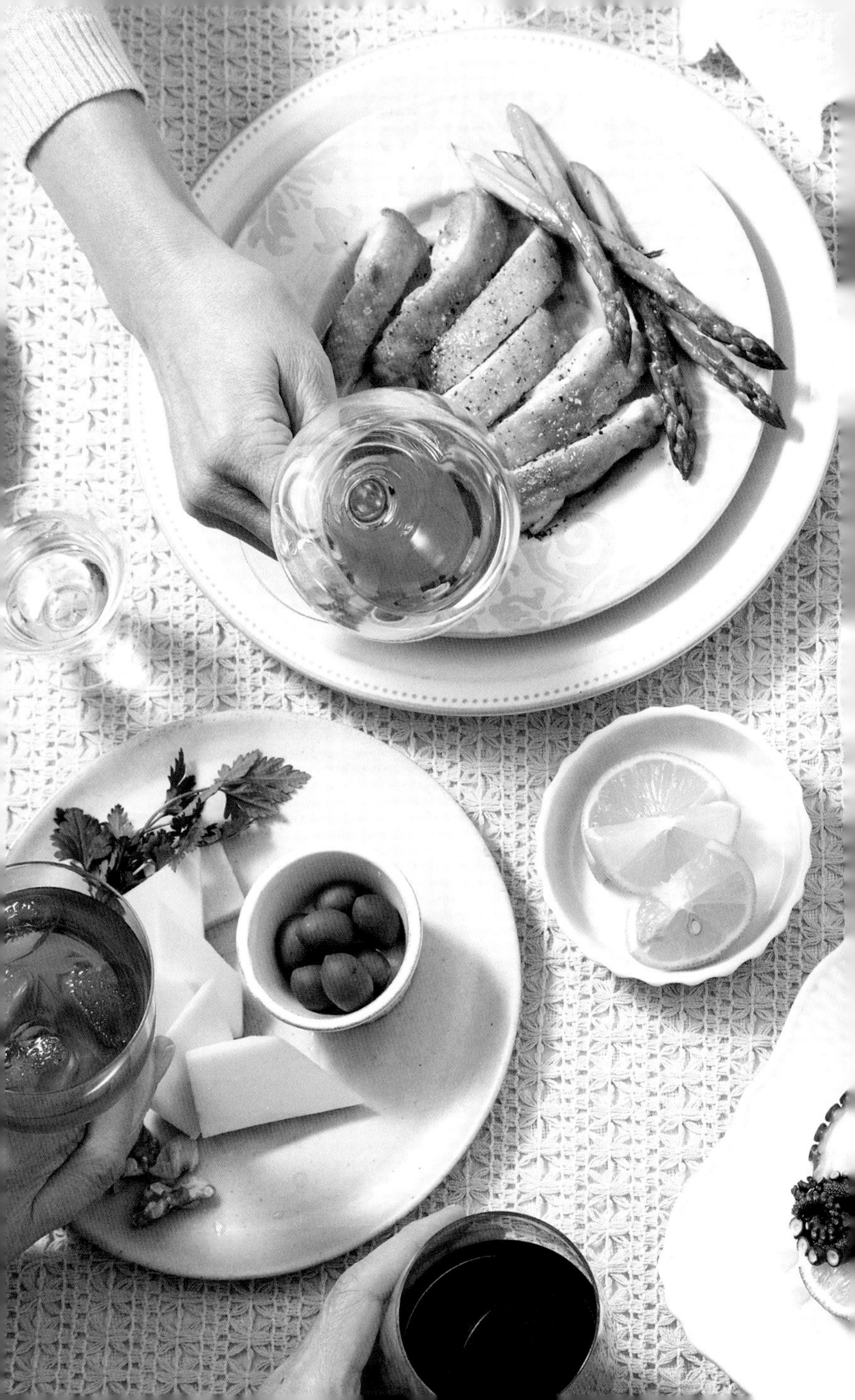

カロリーを控えて飲みたいときは…

カロリーが気になるときは青菜のお浸しをおつまみに。食物繊維やビタミンがとれて、ローカロリーです。数種類作って盛り合わせて、たっぷり食べても罪悪感なし。味付けはポン酢や柑橘を搾ってさっぱりと。ごまを散らしたり、鰹節をのせたりとバリエーションをつけて。酵母が生きた生酒を合わせて美容効果も狙いましょう。

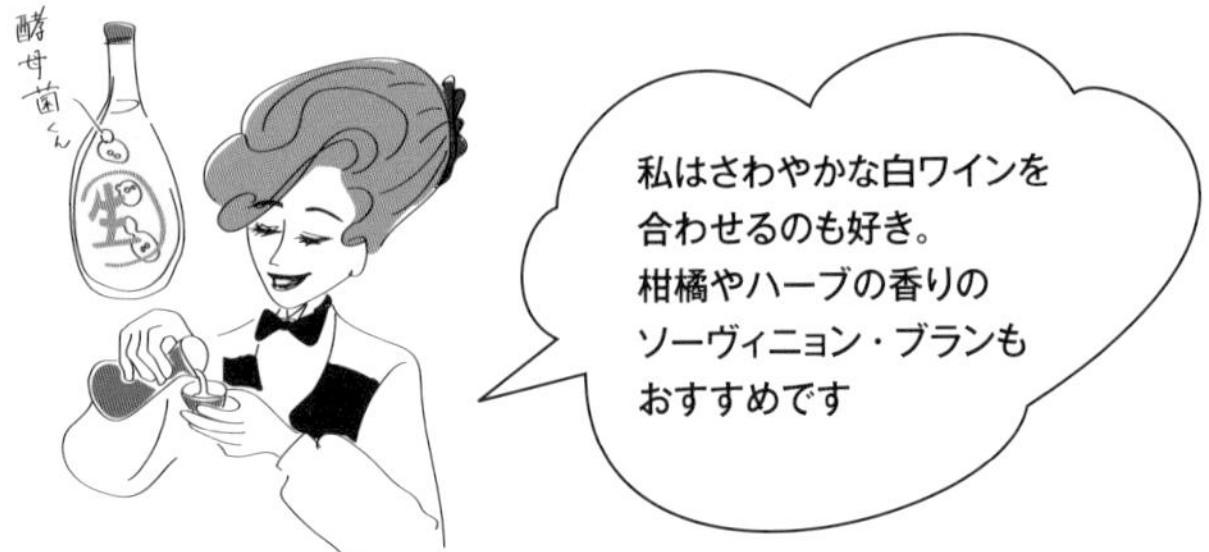
酵母菌くん
生
私はさわやかな白ワインを
合わせるのも好き。
柑橘やハーブの香りの
ソーヴィニヨン・ブランも
おすすめです

「青菜のお浸し」

×

日本酒（生酒）

低カロリー高タンパクの鶏ささ身、白身魚はヘルシーな料理法で。ローカロリーで健康にもいい海藻や豆腐も大丈夫。

この他のおすすめ

鶏ささ身　カルパッチョ　白身の刺し身　海藻　きのこ蒸し　冷奴

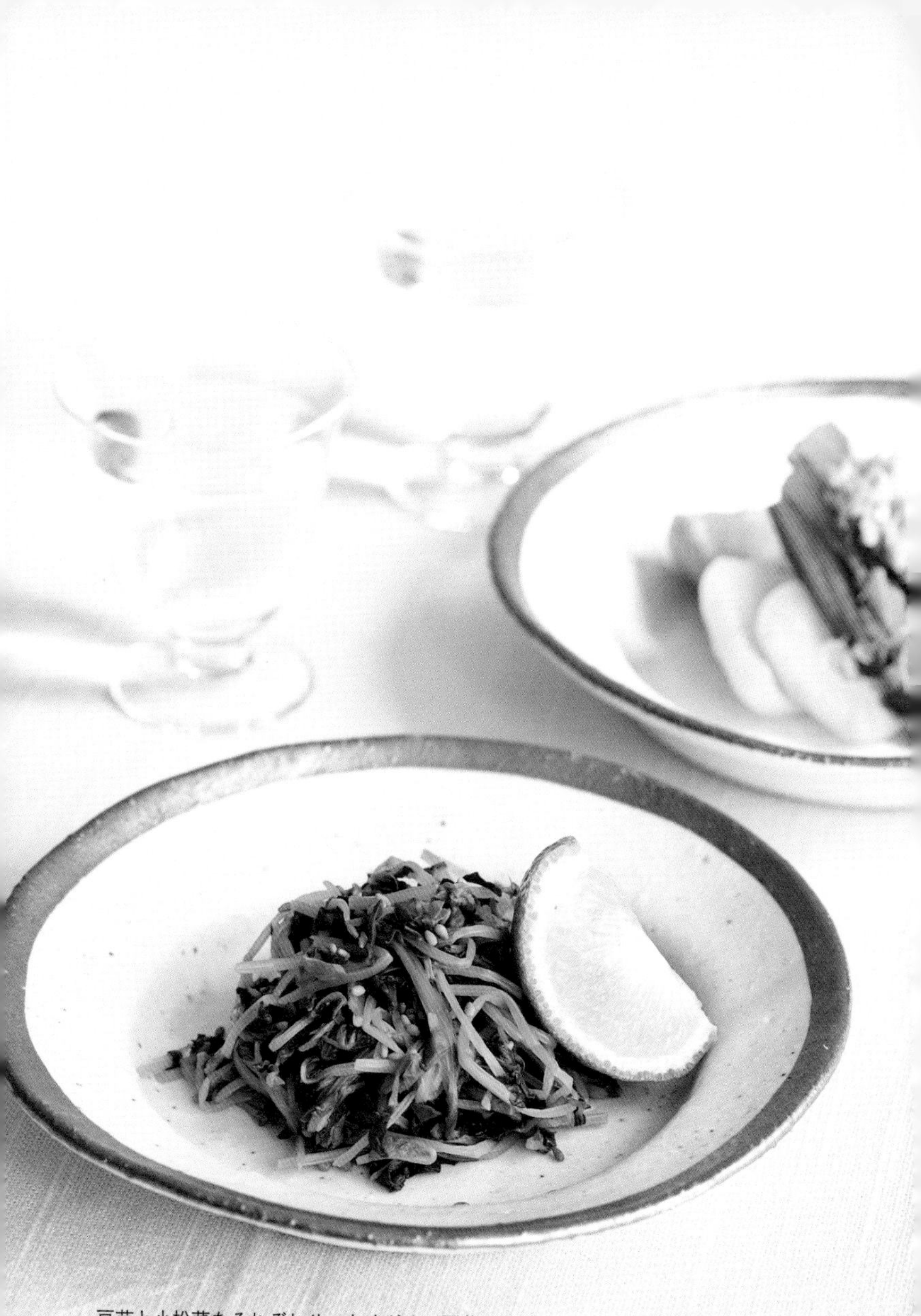

豆苗と小松菜をそれぞれサッとゆがく。豆苗にはごまをふり、小松菜には鰹節をのせて。柑橘を搾ってしょうゆか塩で味を調える。シンプルだけど愛おしい料理。洋風に盛りつけると、気分も一新。

お酒を明日に持ち越さない

アルコールを速く分解するには、肝臓の働きを助けるタウリンを多く含む魚介類をたっぷりと。タウリンはお疲れのときにも役立ちます。さっぱりしたカルパッチョならカロリーも低め。アルコールの吸収を穏やかにしてくれるオリーブオイルをサッとかけて。柑橘でビタミンC、生酒の酵母で美容効果もプラス。

疲れてヘロヘロな日のおつまみは
タコやイカにしています。
疲れがとれるし、酔いを遅くしてくれる
ような気がするの

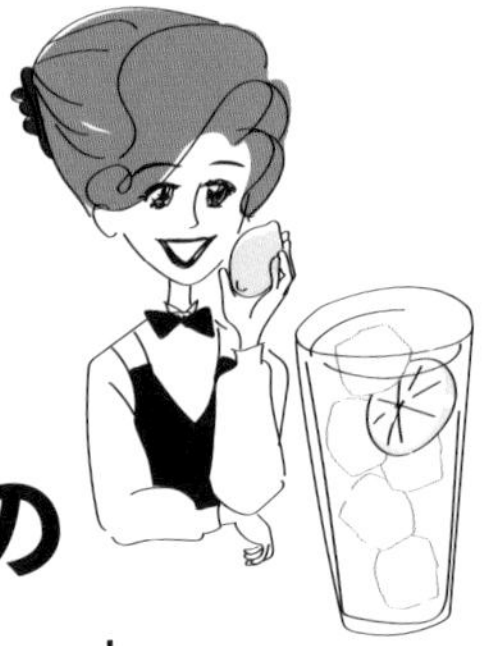

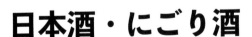

「タコとイカのカルパッチョ」

×

日本酒・にごり酒

豚肉やサケはアルコール分解に必要なビタミンB_1が豊富。抗酸化成分の多い緑黄色野菜や良質な豆のタンパク質などを。

この他のおすすめ

豚肉　トマト　サケ　緑黄色野菜　枝豆　アボカド
オリーブオイル

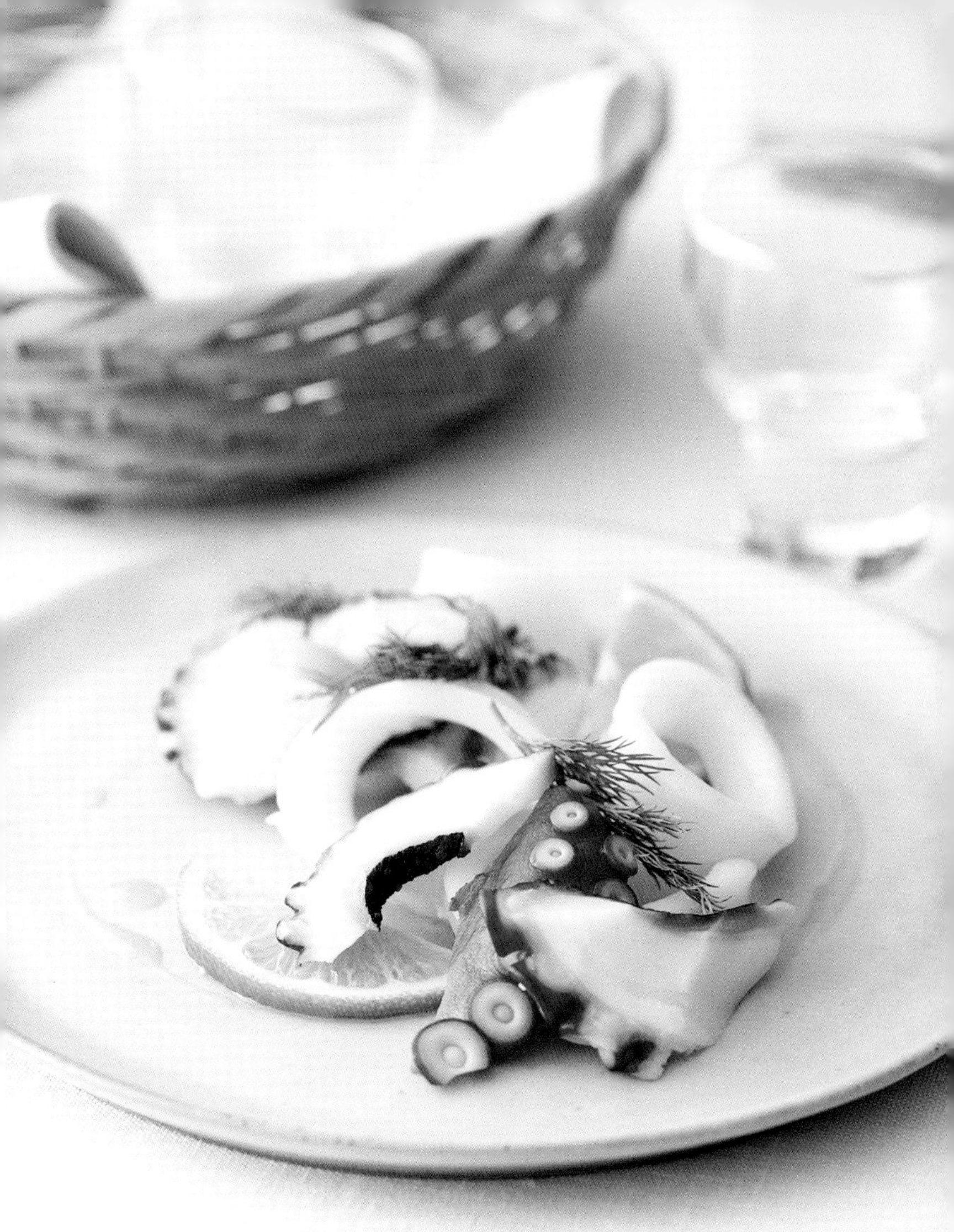

イカは〝合わせて飲むお酒〟（今回は日本酒）で洗ってからサッと煎《い》る。ゆでダコと一緒に盛り、塩少々、オリーブオイルをかけ、ライムを搾って、ディルを添える。

お肌と髪のハリをアップする

髪や肌に大切なコラーゲン。鶏のやげん軟骨は鶏肉の中でもかなりヘルシーで、コラーゲンがたっぷり。ダイエットにも美肌にもうれしい食材です。食感があるので少ない量でも満足感があります。ピンチョス風に串に刺してかわいく。コラーゲンアップに役立つビタミンＣをレモンサワーで加えます。

レモンを搾ったり、ハーブを散らしても◎。
酸味のある軽めの白ワインを合わせれば
柑橘を搾ったときと同じく、
口の中をさっぱりさせてくれますよ。

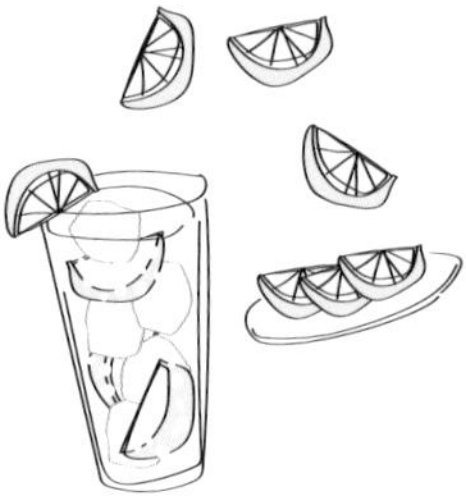

「軟骨塩焼き」

×

国産レモンのレモンサワー

コラーゲンの多い食材はプルプルした食感が特徴。豚骨スープや手羽先はカロリーが高いので食べる量に注意。

この他のおすすめ

手羽先　牛すじ　魚の皮　豚骨スープ　エビ　クラゲ
ゼリー

やげん軟骨も“合わせて飲むお酒”（今回は焼酎）で洗って水けを拭きとり、塩をまぶしてグリルで焼く。パプリカも一緒に焼いてそれぞれを串に刺し、ひと口サイズのおつまみに。

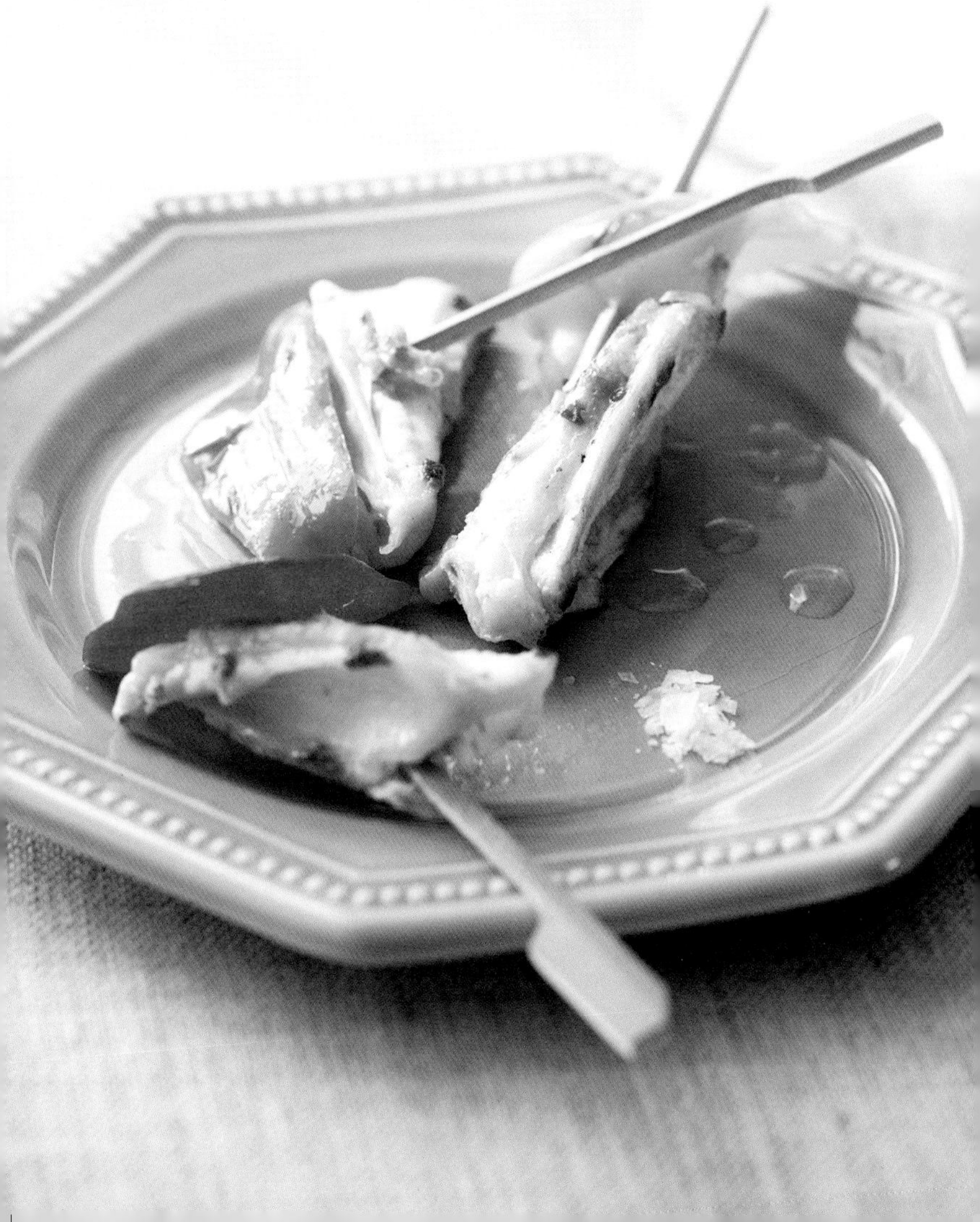

健康的に
飲みたいときは…

タンパク質をしっかりとるのは食事の基本。低カロリーでしっかりタンパク質がとれる鶏肉をサッと焼いて手軽なおつまみに。焼きながら脂を落とせばさらにヘルシーです。タンパク質は肝臓の解毒作用も補助します。体を温めてくれる米焼酎のお湯割りに、すりおろししょうがでビタミンＣや体の温め効果をさらに加えて。

米焼酎はおもしろい
ペアリングが楽しめる焼酎。
フルーティなタイプは
フルーツタルトに合うんですよ

「鶏もも肉の塩こしょう焼き」

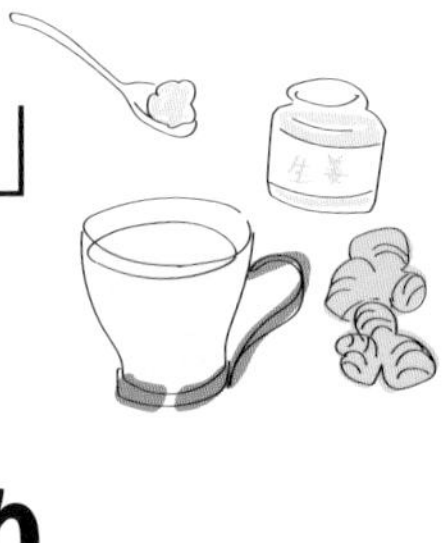

×

米焼酎のお湯割り しょうが入り

タンパク質がとれる肉や魚、大豆製品は必須。オメガ３系不飽和脂肪酸を含む青魚ならさらに健康効果がアップ。

この他のおすすめ

鶏肉　牛肉　青魚　大豆製品

鶏もも肉は“合わせて飲むお酒”（今回は焼酎）でサッと洗って水けを拭きとり、フライパンで皮がカリカリになるまで焼く。塩、こしょうをふり、レモンなどの柑橘を搾るのもよい。

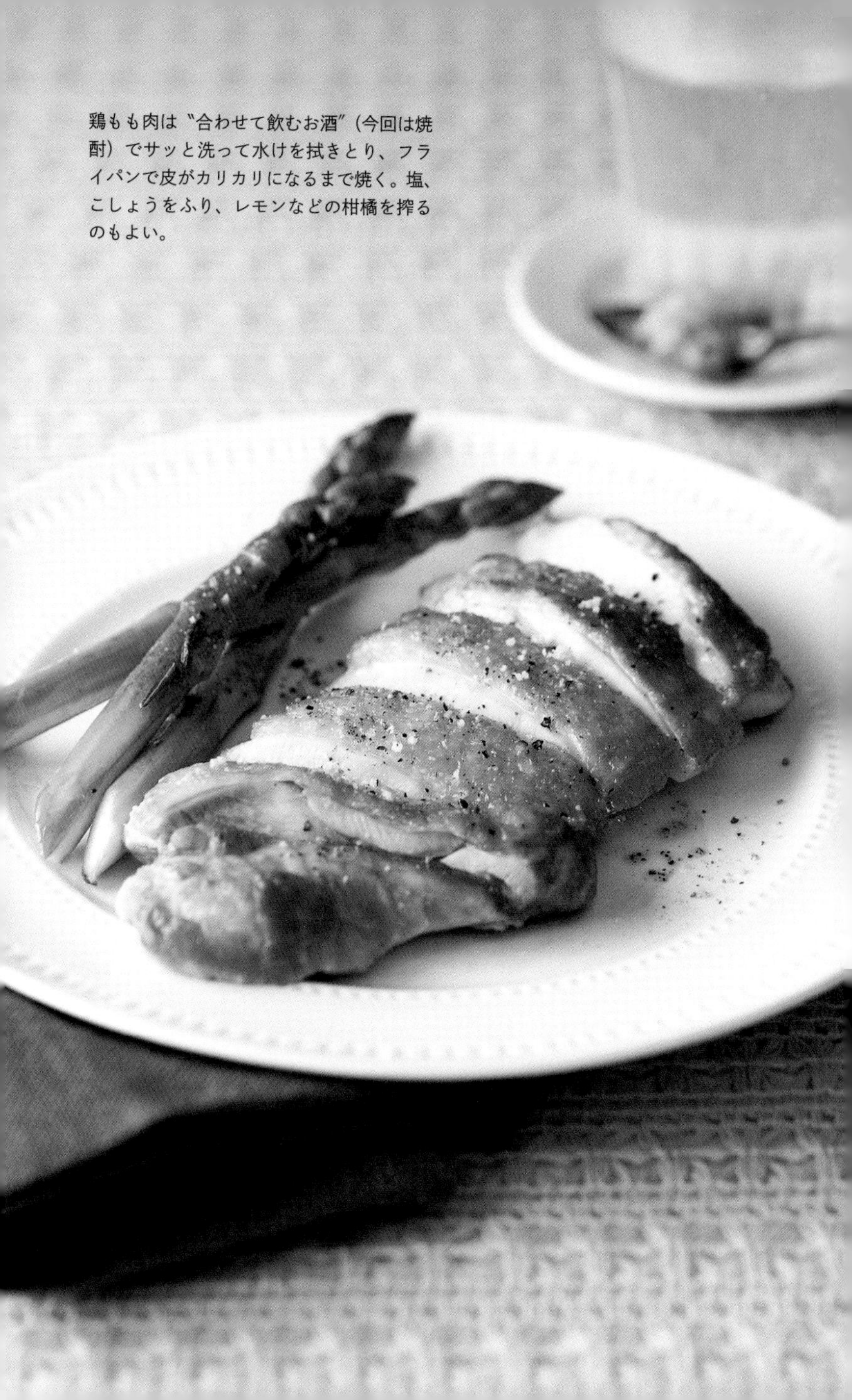

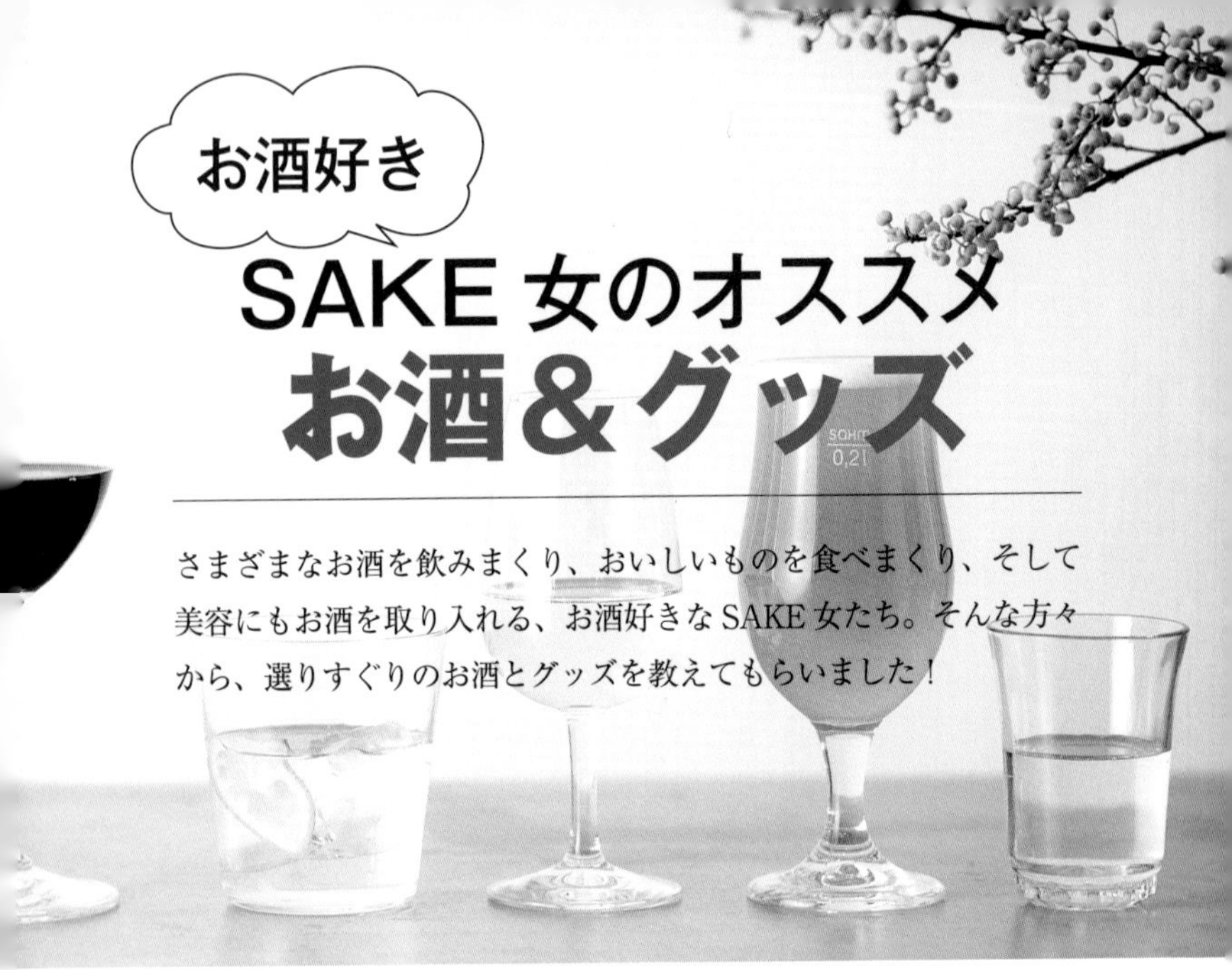

お酒好き SAKE女のオススメ お酒＆グッズ

さまざまなお酒を飲みまくり、おいしいものを食べまくり、そして美容にもお酒を取り入れる、お酒好きなSAKE女たち。そんな方々から、選りすぐりのお酒とグッズを教えてもらいました！

世界的な植物学者・牧野博士生誕150年で生まれたお酒

日本酒

ハナトコイシテ

特別純米酒　720ml
司牡丹酒造
㊐ TEL0889-22-1211
https://www.tsukasabotan.co.jp/

2012年（平成24年）に植物学者・牧野富太郎博士の生誕150年を記念して造られた特別純米酒。かわいい名前は牧野博士が詠んだ歌からつけられた。博士がお気に入りだったというバイカオウレンの花を思わせる上品な香りは、淡麗辛口の純米酒に華やかな香りの純米吟醸酒をブレンドすることで造り出している。

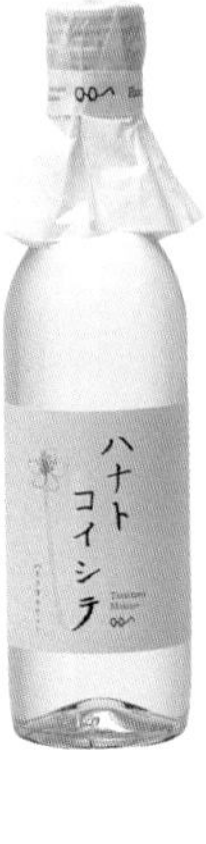

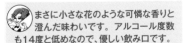

まさに小さな花のような可憐な香りと澄んだ味わいです。アルコール度数も14度と低めなので、優しい飲み口です。

これからの酒造りを
見越した
オーガニックな
日本酒

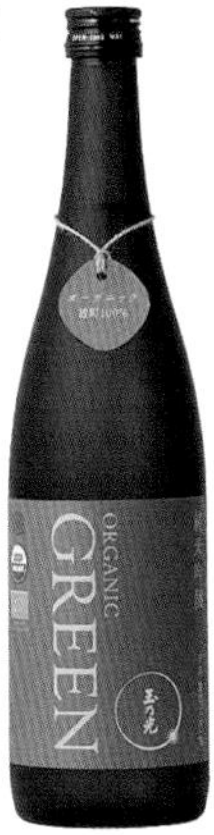

有機 純米吟醸 GREEN 雄町

純米吟醸　720ml
玉乃光酒造
問 TEL075-611-5000
https://www.tamanohikari.co.jp/

有機農法で栽培した酒米で造ったオーガニックな日本酒。今年350周年を迎える玉乃光酒造は、次世代の日本酒造りと、日本酒を支える米作りを持続可能にするため、酒米の有機栽培に取り組んでいる。この酒は有機栽培の酒米100%、EUオーガニック認証、USDAオーガニック認証、エコサート認証の3つを取得。

「GREEN」という名前のイメージどおり、ナチュラルで清々しい風味の純米吟醸。キレイな余韻が後を引きます。

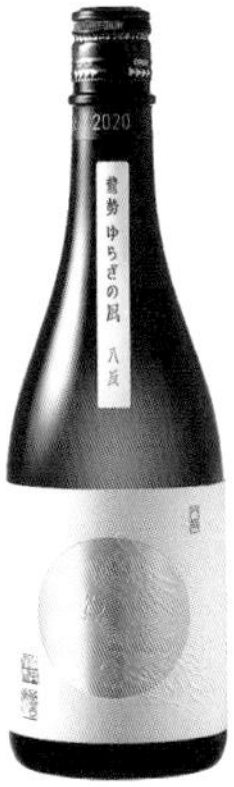

冷たくしておいしい
透明感のある味わい

龍勢 ゆらぎの凪 - 八反 35 号 -

720ml
藤井酒造
問 https://www.fujiishuzou.com/

広島県の酒造好適米・八反35号を使用したお酒はきめ細かく透明感のある味わいと艶のある香りが特徴。冷酒でおいしく飲めるように造られているこの酒は、野菜との相性が抜群。日々の食事に寄り添ってくれる食中酒だ。口当たりなめらかで第一印象は繊細だが、飲み進むと、奥行きやコクもあるバランスのよい味が現れる。

印象的なラベルがいいですね。生酛造りの豊かな旨みと酸味を楽しめるタイプ。これしか飲まないというコアなファンを持つ人気のお酒です。

雪室で８年間ゆったりと
過ごした清らかな熟成酒

純米大吟醸 八海山
雪室熟成八年

純米大吟醸　720ml
八海醸造
問 フリーアクセス 0800-800-3865（平日９時～17 時）

日本有数の豪雪地帯・魚沼で、降り積もった雪を蓄える雪室にて８年間眠らせた美酒。雪室は３度前後という低温で、雪による程よい湿度をキープできることが利点。この中で長期間眠らせると、穏やかに熟成が促される。そこで熟成酒でありながらも淡麗な味わいを残した、二兎を追うような熟成方法が可能になる。

世界中に愛好家がいる日本酒「八海山」の雪室熟成です。熟成酒でありながらなめらかでクリア、雪解け水や湧きいずる岩清水を思わせます。

銘醸ワインのように
エイジングも
楽しめる

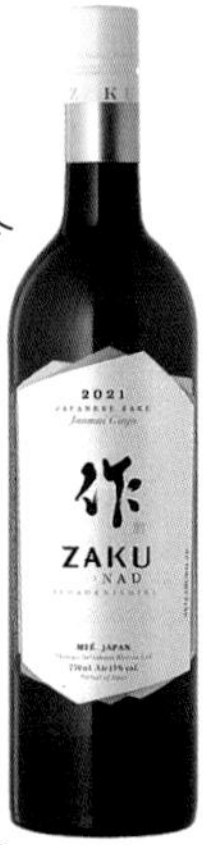

作モナド

純米吟醸酒　750ml
清水清三郎商店
問 https://www.seizaburo.jp

2022年に「フェミナリーズワインコンクール」の日本酒部門でTop of the Topを受賞。7号酵母を使用した青りんごのような酸に特徴があり、少し冷やしてシャルドネグラスなどで味わうと、さらにキレイな香りと味わいが開く。氷温貯蔵でエイジングを楽しんでもらうため、ワインのようにヴィンテージをラベルに表示している。

国際的なワインコンクールでトップに選ばれただけに、今や世界が注目する銘柄。華やかでエレガント、ゴージャスさも味わえる逸品です。

奇跡のりんごから学んだ
自然栽培米だけで
造った酒

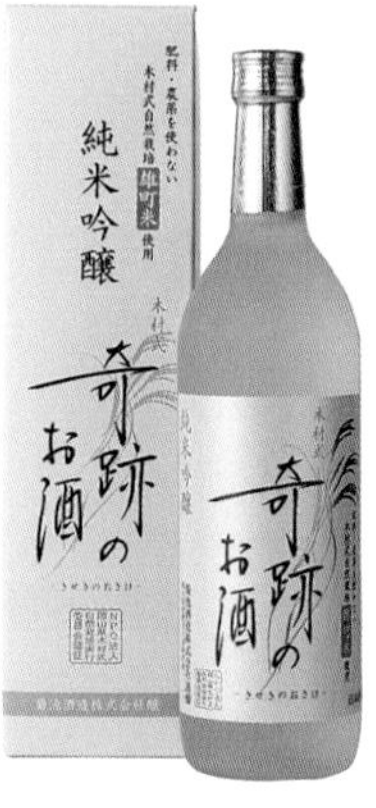

木村式奇跡のお酒 純米吟醸 雄町

純米吟醸　720ml
菊池酒造
問 TEL086-522-5145　http://kikuchishuzo.co.jp/

映画にもなった「奇跡のりんご」で知られる、木村秋則さんの自然栽培農法。その理念に共感した生産者が、天候に恵まれた岡山で、木村さんの指導の下に取り組んだ、肥料や農薬を使わない自然栽培米を使用。酒造適合米・雄町を55%磨き、芳醇な香りと、雄町らしいふくよかな旨みを引き出している。

自然米を使ったこのお酒は飲んだ後口がさらっとして、スイスイ飲めるところが魅力です。ワイングラスで飲むのもおすすめですよ。

南部美人特別純米

特別純米　720ml
南部美人
問 https://www.nanbubijin.co.jp/

地元、岩手県二戸市産の特別栽培米・ぎんおとめを主原料とした南部美人の定番。IWC（インターナショナルワインチャレンジ）2017において、世界一と認められる「チャンピオンサケ」を受賞している。飲めば優しい果実の香りと上品な米の旨みが広がり、後味はスッキリ。目指したのは幅広い料理と合う究極の食中酒。

“空飛ぶ蔵元”の異名を持つ久慈浩介さんのお酒。クリーンで透明感があり、美しい余韻を楽しめます。まさに「美人」なお酒なのです。

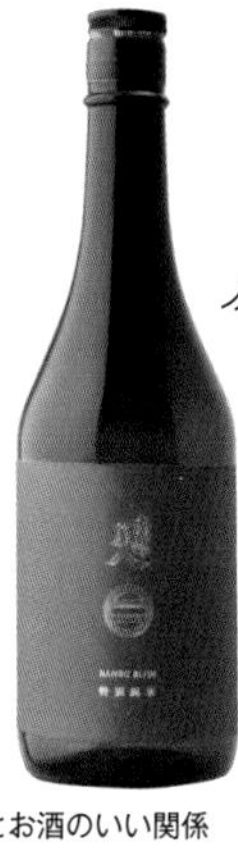

世界一に選ばれた酒は
どんな料理とも
相性抜群

日本酒

空気に触れさせると
広がる
ふくよかな
旨みと香りを楽しむ

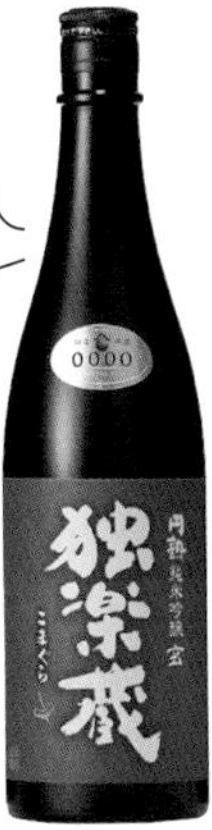

独楽蔵　玄　円熟純米吟醸

純米吟醸　720ml
杜の蔵
㈲ TEL0942-64-3001
http://www.morinokura.co.jp

定温でじっくりと熟成させ、落ち着きのある丸みを帯びた味と香りを引き出している。おすすめの飲み方は、大きめのグラスに注いで空気と馴染ませるか、または少し温めてもいい。そうすることでより柔らかな旨みがふくらみ、味わいが広がる。和食はもちろん、クリームやチーズを使った料理にもおすすめ。

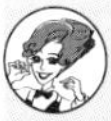
「飲みごたえあり!!」と大きな声で言いたい酒です（笑）。華やかさもありながら、米の旨みが凝縮しています。お燗にしてもいいですね。

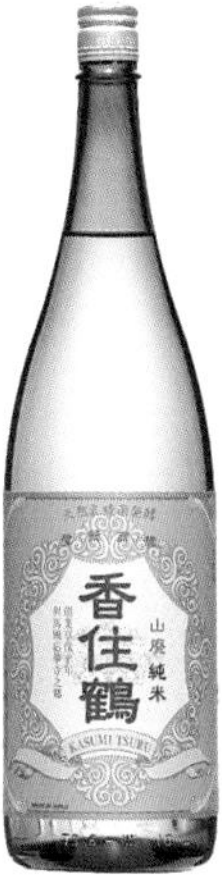

頑固に生酛《きもと》山廃に
取り組む
唯一無二の酒造り

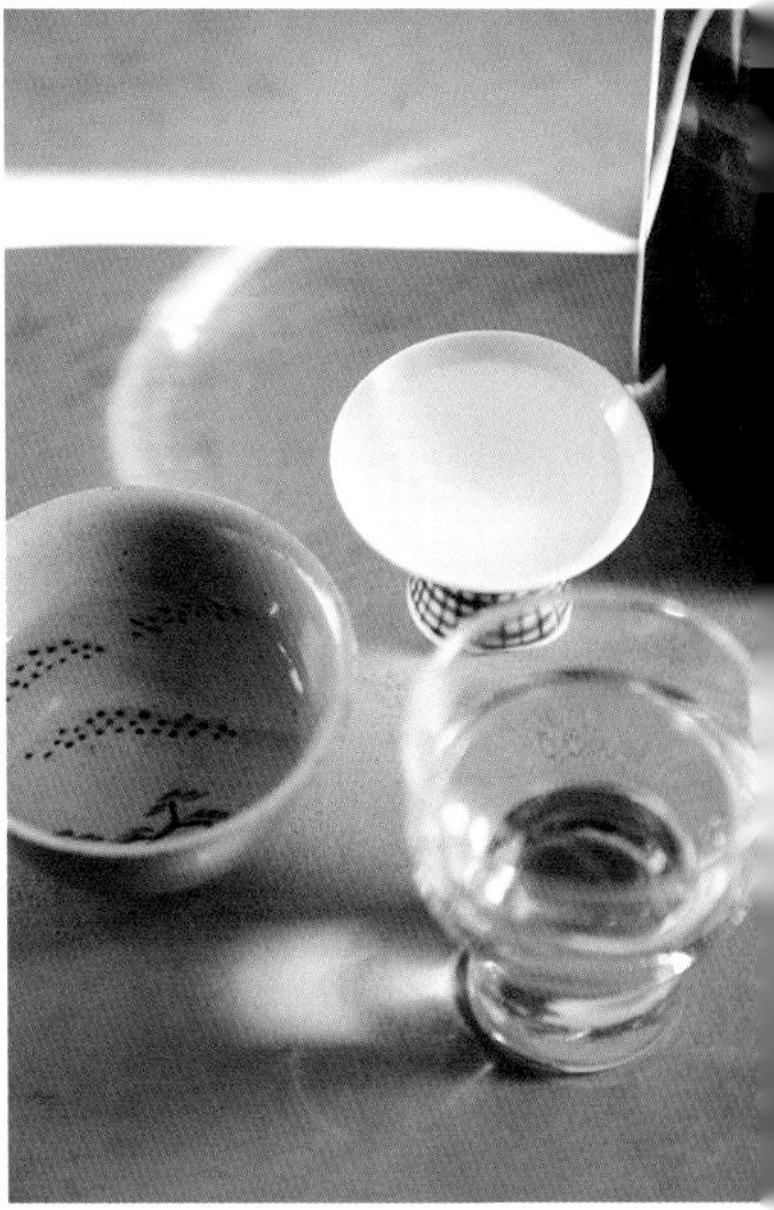

山廃 純米 香住鶴

山廃純米　1800ml
香住鶴
㈲ TEL0796-36-0029
https://www.fukuchiya.co.jp//

国際コンクールにも入賞経験があり、さまざまな温度帯で楽しめる。旨みのある酸がシャープな味わいと溶け合い、味わいのバランスがよい。脂がのった料理と相性がよく、ほのかな酸味が心地よく料理の味を引き立てる。和牛のたたきのほか、ごま豆腐、グラタン、中トロ刺し身、焼き蟹や鰹など、肉にも魚にも広く合う。

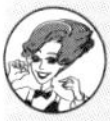
こちらは生酛山廃に特化した名蔵元です。このお酒はエレガントな酸味と柔らかな旨みが絶妙なハーモニーを醸し出します。

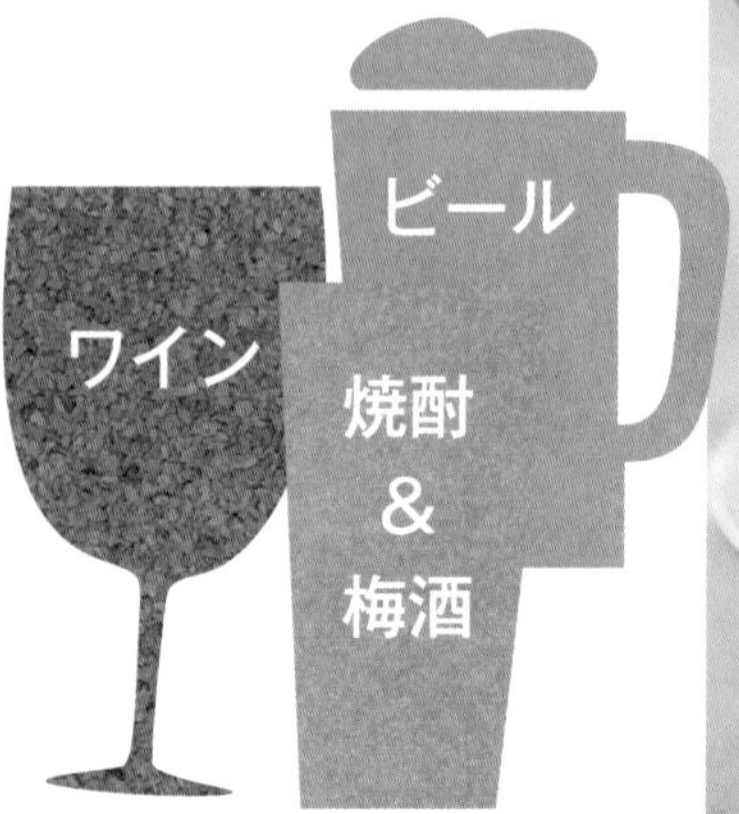

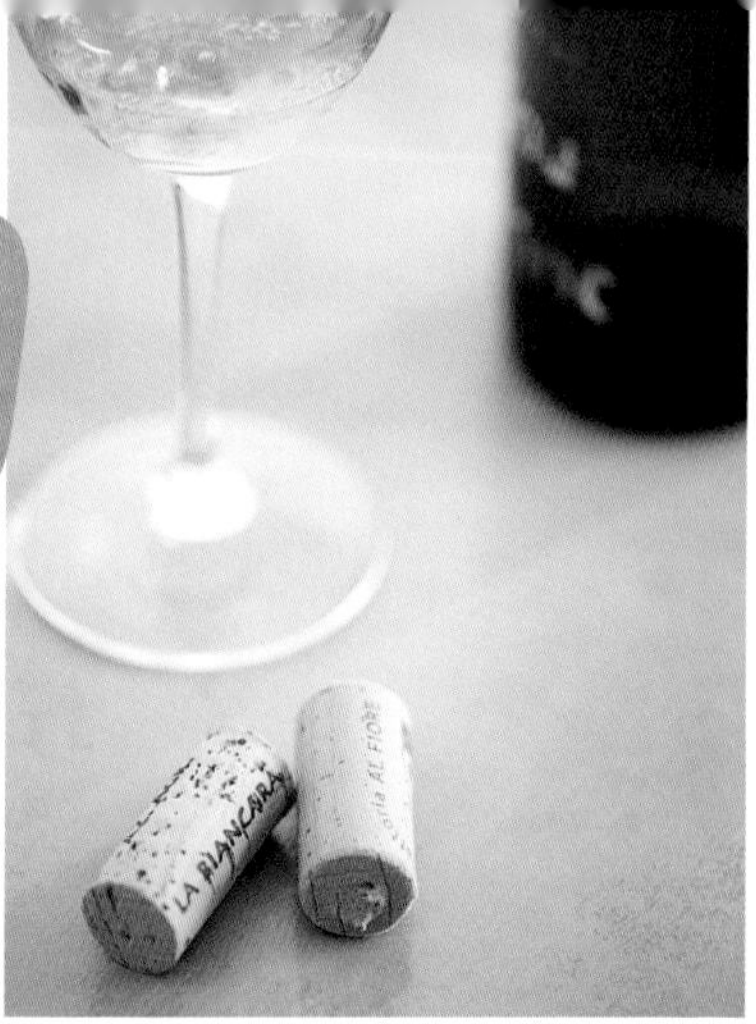

爽やかでバランスのよい
ビールの王道ピルスナー

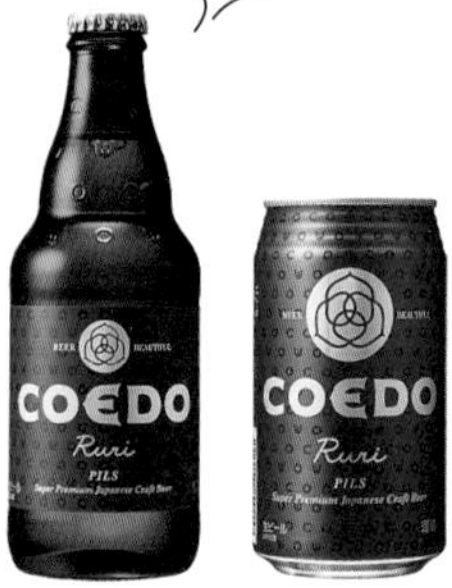

瑠璃 -Ruri- （Pils）

ピルスナー　350ml
コエドブルワリー
問 TEL0570-018-777
https://coedobrewery.com/

「瑠璃 -Ruri-」という素敵なネーミングは透明感あふれる味わいから。爽やかな飲み口が特徴のプレミアムピルスナービール。口当たりは軽やかながらも、麦の旨みが豊かで、ホップの苦みや香味のバランスがとれた上質な味わい。まさに大人のためのビール。飲み飽きしないので、さまざまな料理と一緒に合わせたい。

クラフトビールファンはもちろん、幅広いビールの愛好家から絶大な支持を得るクラフトビールです。爽快さとコクのバランスのよさがその理由。

砂糖不使用が
うれしい
ナチュラルな甘さ

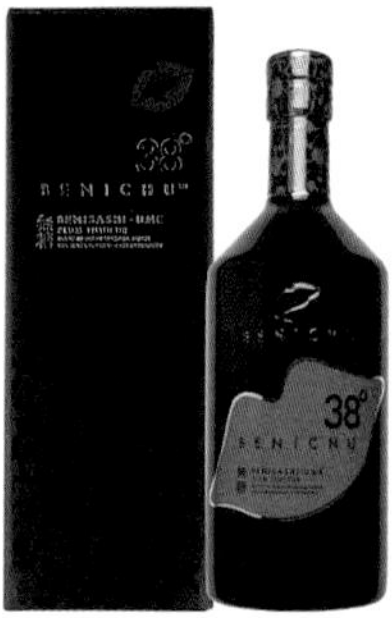

無糖梅酒 BENICHU38°

梅酒　750ml
エコファームみかた
問 TEL0770-45-3100　https://benichu.net/

自家梅園を持つエコファームみかたが作る元祖ノンシュガー梅酒。種が小さく、果肉が厚くて香りが豊かな、梅酒に最適といわれる福井県若狭町独自の品種・紅映（べにさし）梅を使用する。紅映梅は旨みやミネラルが豊富で、酸がまろやかなのが特徴。砂糖を使っていないのでスッキリとした味わい。糖質を気にしている方にはとくにうれしいお酒。

甘さゼロの梅酒です。若狭の梅、紅映梅のミネラル感もたっぷり味わえる大人の梅酒。暑い時季にはソーダ割りで楽しみたいですね。

芋焼酎の
イメージを変える
チャレンジングな焼酎

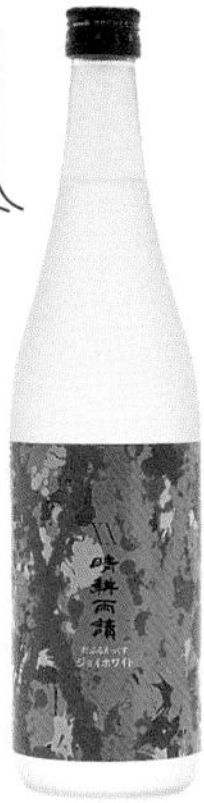

XX 晴耕雨読ジョイホワイト

芋焼酎　720ml
佐多宗二商店
㈷ http://www.satasouji-shouten.co.jp/

佐多宗二商店の蒸留メソッド（間接加熱蒸留）から生まれた、食中酒の新たなスタンダード。「どんな料理ともエンジョイできる」がコンセプト。ストレートやロックでは洋ナシの甘み、ソーダで割るとマスカットを感じる味わい、お湯割りでは石焼き芋のような甘いホクホク感と、表情がクルクル変わり、芋焼酎の概念を塗り変えてくれる。

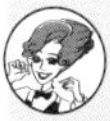
洋ナシ、マスカット、モンブラン…とカメレオンのように七変化するモダンな芋焼酎です。焼酎に馴染みがない若い方や外国の方にもおすすめですよ。

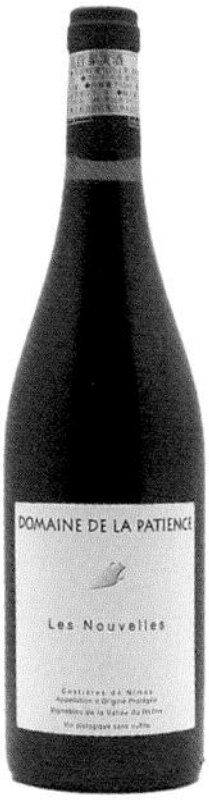

酸化防止剤無添加
タンニンまろやかな
赤ワイン

国際線ビジネスクラスで
提供される上質な日本ワイン

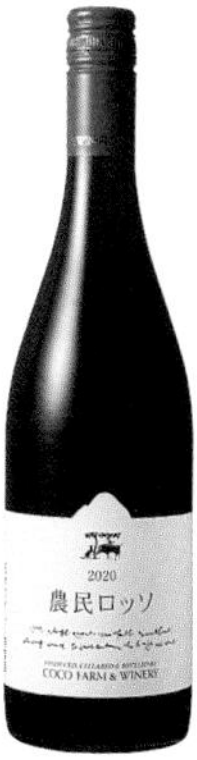

コスティエール・ド・ニーム ヌーヴェル サン・スフル 2020

赤ワイン　750ml
パシオンス
㈷ フランスワイン専門店 ラ・ヴィネ
TEL: 03-5424-2581　https://www.winemart.jp/

ローヌ河口の肥沃な大地を持つワイン産地ニームで、古くから名声を得ているクリストフ・アギラが造る。シラー主体の赤ワインは、カシスやブラックチェリーを思わせるアロマにスパイスが溶け合う。中でも'12 年に仕込んだものは酸化防止剤無添加。でも還元感が少なく、酸化防止剤無添加のワインにしばしば見られる不安定さがない。果実味が強く、甘くリッチな酒質。

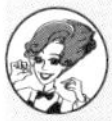
南フランスの赤ワイン。酸化防止剤無添加。しっかりとした渋味と酸味で、ヘルシーな印象の赤ワイン。和食との相性もよし。

農民ロッソ

赤ワイン　750ml
ココ・ファーム・ワイナリー
㈷ TEL0284-64-9800（注文専用）
https://cocowineshop.com

野生酵母で発酵させた日本の自然派赤ワイン。日本固有のぶどう品種であるマスカット・ベーリーAのほか、カベルネ・ソーヴィニヨンやメルロなどの、いわゆるボルドー品種をブレンドしている。タンニンは柔らかで、果実味と樽熟成の甘い香りがあり、和洋中さまざまな料理が並ぶ日本の食卓にぴったり。ほのかな甘みが肉じゃがや山うどのみそ炒めなどにも合う。

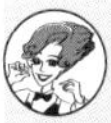
きめ細かい渋味に優しい酸味、ジューシーでなめらかな味わいの日本の赤ワインです。心地いい余韻があり、すぐにもう1杯飲みたくなります。

スキンケア

SAKE女からのひとこと

日本酒って美肌にとってもいいんです！
飲むだけじゃもったいないですよ。
日本酒のスキンケアグッズでもっとキレイになっちゃいましょう！

美肌によい酒粕の魅力を
海外からお届け

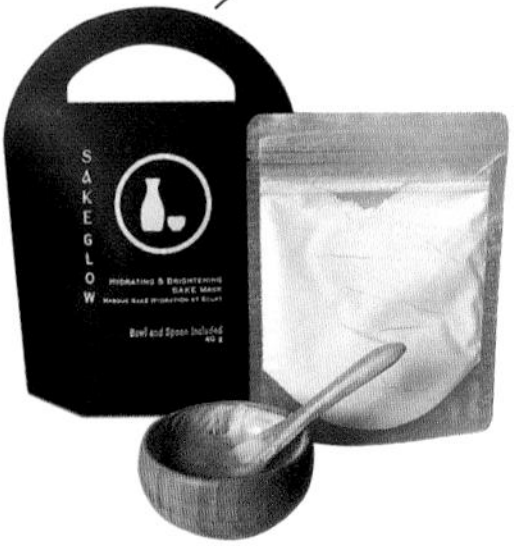

SHB エスマスク スターターセット

40 g（竹ボール&スプーン入り）
SAKEGLOW
問 https://www.sakeglow.com/

酒粕の酵素を壊すことなく、丁寧に低温乾燥させた酒粕パウダーにミネラル成分豊富なカオリンクレイ、肌のキメを整えて油分を減らし、肌に自然な輝きを与えるアロールートパウダーを配合。甘やかな酒粕パウダーの香りをそのまま楽しめる「ORIGINAL」と、ラベンダーなどの肌によい精油を加えた「FLORAL」の2種類。

海外初の酒粕コスメです。海外の方々にも日本酒の美肌効果を広く知らしめてくれるうれしい商品ですね。日本酒好きとして私も応援しています!

日本酒由来の美肌成分で
ツルピカ美肌になりたい！

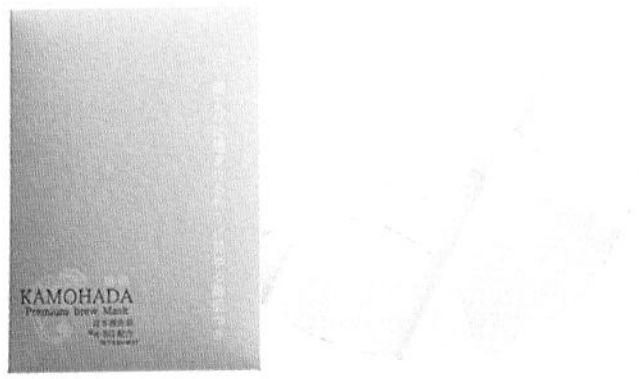

KAMOHADA フェイスマスク

22ml × 1 枚
奥出雲酒造
問 https://okuizumosyuzou.com/

美肌県・島根県で、奥出雲酒造と島根県産業技術センターの共同研究で誕生したフェイスマスク。日本酒を醸す際、麹菌が持つ酵素により生成されるのが天然の美肌成分「α− EG」。これはコラーゲンの産生促進や肌のハリ、弾力をアップするほか、日本酒が持っている有機酸やアミノ酸も含まれている。

麹の効果をダイレクトに、そして手軽に取り入れることができるフェイスマスクはありがたい商品ですね。一度使ったら手放せなくなります。

伝統の純米蔵から生まれた
肌に優しい酒粕せっけん

肌の隅々まで届く成分で
ふっくら、もっちり素肌に

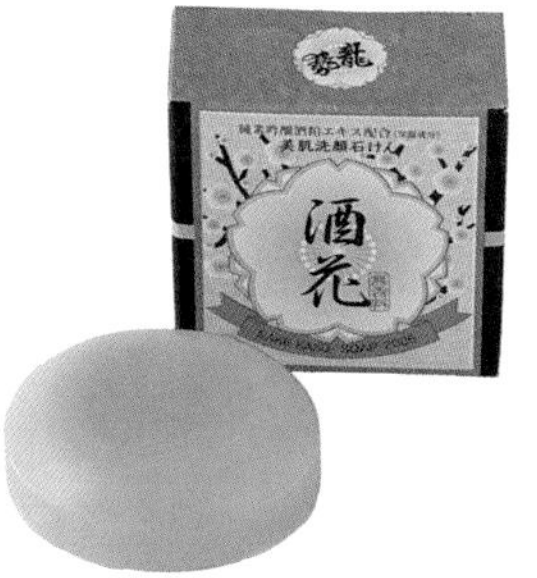

美肌洗顔石けん　酒花《さけはな》

100 g
藤井酒造
問 https://www.fujiishuzou.com/

酒粕石けんとして、初めて薬事法で認められた化粧石けん。伝統的な酒造りから生まれた良質な酒粕は天然のアミノ酸をすべて含む。その濃縮エキスを惜しみなくたっぷり練り込んだ酒蔵ならではの洗顔せっけん。食べても安全な酒粕は、肌にも安心。美白、シミ、乾燥、日焼けなど、肌のためのさまざまなケアに効果的。

使い続けていると酒粕の効果がよくわかります。リピーターが続出しているのも納得。泡立ちよく、肌をふんわり包んでくれます。

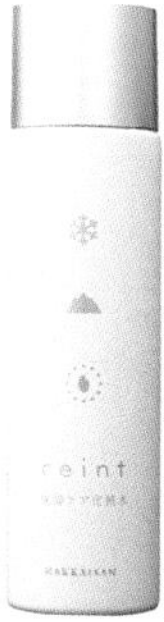

reint　保湿ケア化粧水

120ml
八海醸造
問 フリーアクセス 0800-800-3865（平日 9 時～17 時）

「米・麴・発酵」の各種成分を配合し、八海山の仕込み水を使用したスキンケアシリーズが「reint」。肌に水分を行き渡らせるだけでなく、オイルによって水分の蒸発を防ぎ、肌を柔らかく保ち、浸透力と馴染みのよさで角層のすみずみまで成分を届ける。特に化粧水は高保湿で、オールインワンを兼ねられる使い心地。

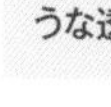
杜氏さんの手は白くてもちっとしていることから、麹の美白・美肌効果はよく知られています。八海山の日本酒のような透明感を体感してください。

SAKE女からのひとこと

酒粕はおいしい上に美容や健康にいい成分がたくさん入っています。健康を気づかったみりんは安心感あり、料理のレパートリーも増えそうです。

その他

生酛造りの酒蔵から届く
乳酸菌豊富な酒粕

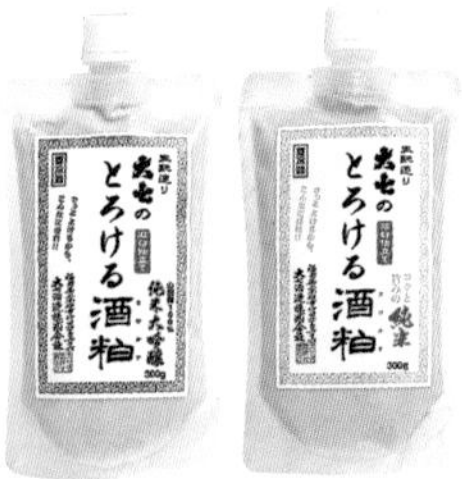

とろける酒粕（純米大吟醸、純米）

酒粕　各 300 g
大七酒造株式会社
問 https://www.daishichi.com

1752 年（宝暦 2 年）の創業以来、伝統的な生酛造り一筋で酒を造り続ける大七酒造。その大吟醸と純米酒を搾った酒粕。生酛造りによって酒粕にも乳酸菌体が含まれているので腸内フローラによい影響を与える。「純米大吟醸」は山田錦 100%で華やか、「純米」は純米生酛をはじめとする純米酒の酒粕。

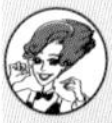

お酒がおいしい蔵の酒粕はおいしいという事実を実感できる逸品です。使い勝手のいいパック入りなので、手軽に使えるのもうれしいですね。

砂糖と比べて、
ゆるやかに血糖値を
上げてくれる

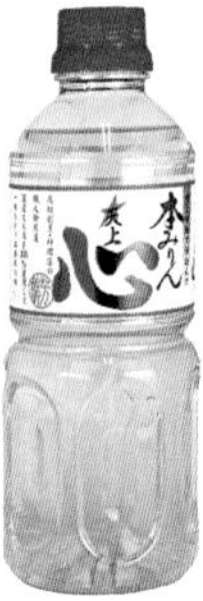

天上みりん　心

本格みりん　500ml
豊島屋本店
問 TEL03-3293-9111
https://www.toshimaya.co.jp/

国産もち米のみを用い、醸造用糖類を添加していない本格みりん。GI 値が15と、砂糖のGI 値109と比較して非常に小さく、急激な血糖値の上昇を抑えてくれるので、血糖値が気になる人にもうれしい。自然な甘みが、料理に穏やかでキレイな味わいをもたらす。そのまま飲んでもよく、レモン果汁をたらしてもおいしい。

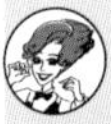

名料亭で使用されている本格みりんです。料理にはもちろん、飲んでもおいしいみりんです。日本料理、日本のお酒の「心」が伝わります。

アッコ先生からのひとこと

日本酒、ワイン、ビールなど、美味しくて美容にもいいお酒も増えています。とくに日本酒は美容効果が高いので、その力を存分に活用したい！　スキンケアグッズも注目したいですね。

美容にも健康にもパワーを発揮する「酒粕」に注目！

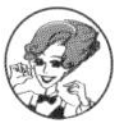

日本酒の健康効果が注目されるとともに、酒粕にも注目が集まっていますね。

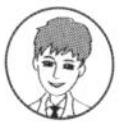

酒粕は食物繊維が豊富で、米のデンプンからできる「オリゴ糖」が含まれているので、**腸内環境を改善**することはよく知られています。また**肌の代謝を高める**「ビタミンB群」、シミの元となる「メラニン」の生成を抑える「コウジ酸」、**保湿効果**にすぐれた「アミノ酸」など、美容にもうれしい成分が詰まっています。

さらに注目されているのが「レジスタントプロテイン」というタンパク質。これはコレステロールから作られる胆汁酸を吸着し、体外への排出を促す成分です。胆汁酸が吸着されて体外に排出されると、新たな胆汁酸の生成が促進され、結果として**体内のコレステロール濃度が低下**します。レジスタントプロテインは米にも含まれていますが、麹が米のレジスタントプロテインをむき出しにすることで吸着能力が高まります。

日本酒にも美容効果があり、酒粕はその搾りかすだけに栄養豊富なのですね。さらに日本酒の発酵によって増えた酵母が免疫力をアップさせるとも聞きました。

まさにそうですね。酒粕ペプチドの中には**肝臓の抗酸化力を高める**ペプチドも含まれているので、お酒好きにもとって欲しい食材です。アレルギー症状を引き起こす「カテプシンB」の働きを抑える作用を持つペプチドが酒粕にあることもわかっています。甘酒にして飲むほか、いろいろな料理に使ってみるのもいいでしょう。

友達に、スムージーに酒粕を入れるという人がいて、「お通じがよくなって体調がいい」と喜んでいました。粕汁にしたり、鍋に入れたり、みそと和えて肉や魚を漬け込んだり、料理のバリエーションもたくさんありますね。食べるだけでなく、美容パックとして顔に塗れば、美白・保湿効果で肌が白くもっちりとなりそう。

酒粕はもろみから日本酒を搾ったものなので、硬いシート状のイメージがありますが、今はいろいろなタイプもあります。もろみを搾る際に板状となって残った板粕は溶かすのは大変ですが、切って焼いて食べるといいおつまみにもなる（笑）。子どもの頃はおやつとしてもよく食べました。今はペースト状にした酒粕もありますね。これは汁物に溶けやすく、パックとしても塗りやすい。とっても重宝します。

5 お酒と付き合うために健康とお酒の基本の“き”

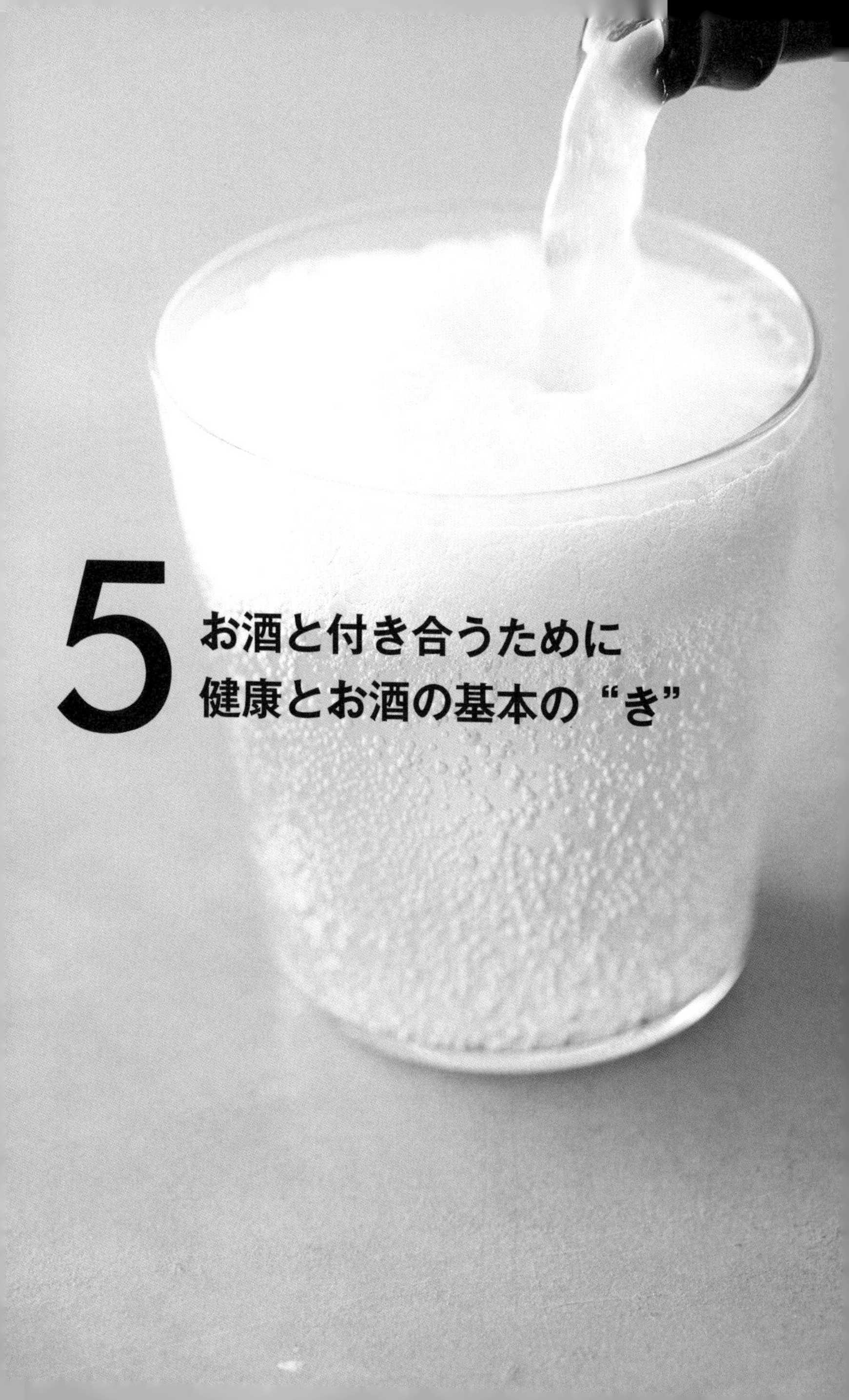

Q お酒を飲むとなぜ酔っぱらうの？

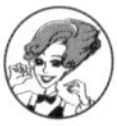

この章では、お酒を健康的に楽しむために、「お酒と体」の基本的な知識を、SAKE女のみなさんが日頃思っている疑問にお答えしながら、お伝えしていきます。

まずはお酒を飲むとどうして酔っぱらうのか、そのメカニズムを教えてください、青木先生！

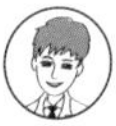

お酒は飲むと、**アルコール**（エタノール）**は胃と小腸に吸収されて、肝臓へ運ばれます**。肝臓では、アルコールは酵素である「アルコール脱水素酵素（ADH）」によって「アセトアルデヒド」になり、さらにアルデヒド脱水素酵素（ALDH）によって「酢酸」に分解されます。その後酢酸は、血液内に取り込まれて全身に運ばれ、筋肉や心臓やほかの臓器に取り込まれて分解され、尿や汗などの水分と息（二酸化炭素）となって体外に排出されます（左図参照）。

アルコールが肝臓で代謝される際に作られる**「アセトアルデヒド」。これが酔っぱらう原因です！**　アセ

体内でのアルコールの分解経路

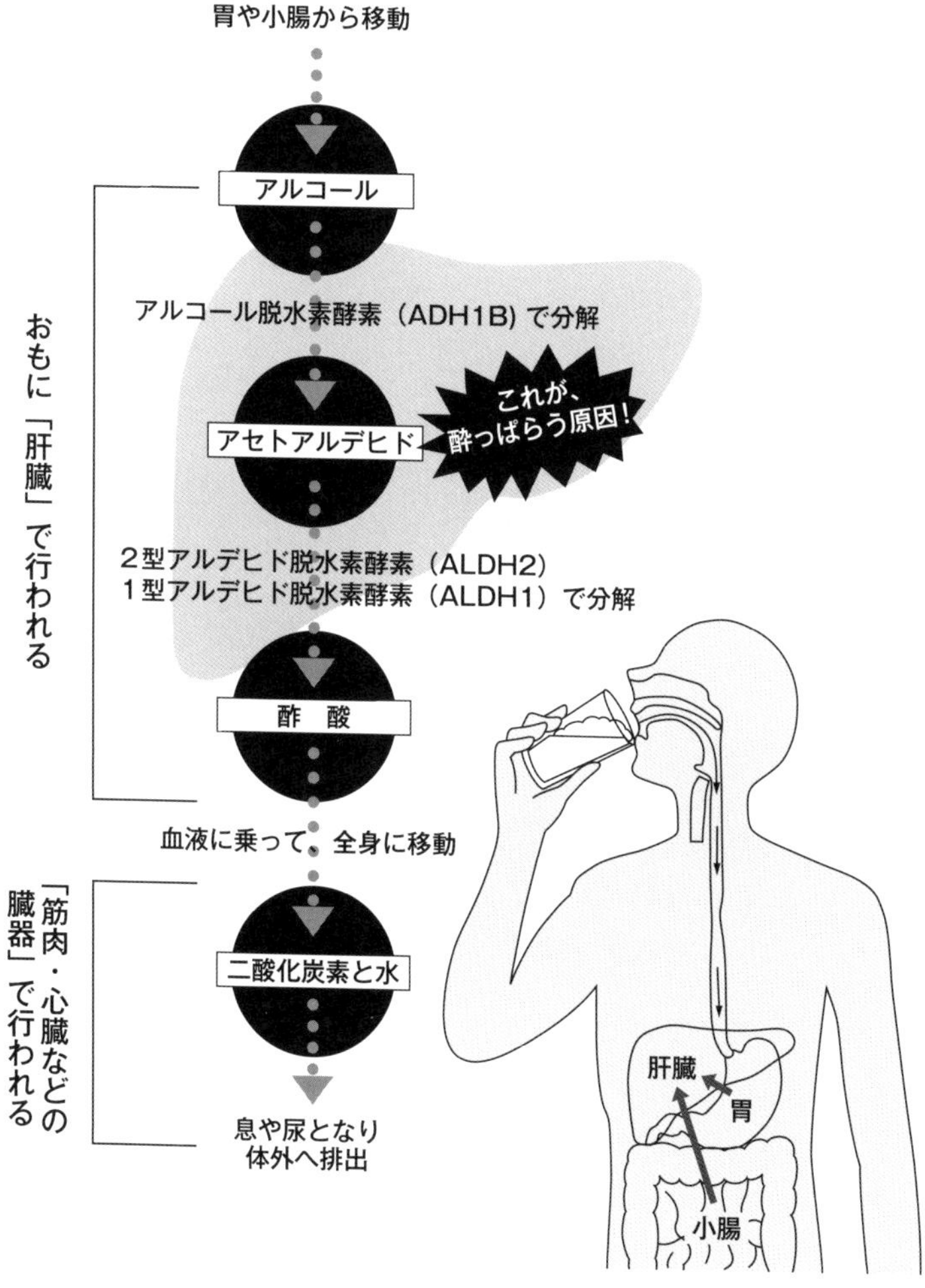
胃や小腸から移動
アルコール
アルコール脱水素酵素（ADH1B）で分解
アセトアルデヒド
これが、酔っぱらう原因！
２型アルデヒド脱水素酵素（ALDH2）
１型アルデヒド脱水素酵素（ALDH1）で分解
酢　酸
おもに「肝臓」で行われる
血液に乗って、全身に移動
二酸化炭素と水
「筋肉・心臓などの臓器」で行われる
息や尿となり
体外へ排出
肝臓
胃
小腸

トアルデヒドは発がん性が疑われている有害物資で、ほかにもさまざまな疾病に関与していると言われています。また、アセトアルデヒドができる際に大量の活性酸素を発生し、それが全身の細胞に作用して、体の不調を生み出すこともあります。美容の面では、シミやシワ、黒ずみも活性酸素が作用することが原因のひとつ。そのため、アセトアルデヒドをなるべく体内に多く存在させないようにしたいのです。だから「お酒の飲み過ぎには注意が必要」というわけ。飲む際は、なるべくアセトアルデヒドの発生を抑えられるような飲み方に注意すべきです。

基本的には、アセトアルデヒドが発生すると、肝臓では酵素の「2型アルデヒド脱水素酵素（ALDH2）」が働いて酢酸に分解されますが、この酵素が働きやすい人とそうでない人がいるのです。それ、遺伝子を調べるとわかります（P32参照）。

ALDH2がよく働く人は、いわゆる〝ザル〟と呼ばれる人たちで、二日酔い知らず。ALDH2がまったく働かないタイプの人は、お酒が飲めない〝下戸〟。このタイプの場合、お酒を飲むと命にかかわることもあるので、無理に飲ませる〝アルコールハラスメント〟などは絶対にダメ！

とくに**酔わない飲み方を知る必要があるのは、低活性タイプ**の人たちです。ALDH2が少しは働くけれど、さほど強くないタイプは顔が赤くなりやすい。実は私もこのタイプなのです。だから、**純アルコール量が基準**

各酒のアルコール度数と純アルコール20gの目安

※女性は半分の10gを目安に。

お酒の種類	ビール	日本酒	ワイン	焼酎	ウイスキー
平均的なアルコール度数	5％	15％	14％	25％	43％
純アルコール20g相当	ロング缶1本（500㎖）	1合弱（160㎖）	グラス2杯（200㎖）	半合強（100㎖）	ダブル1杯（60㎖）

純アルコール量の計算

アルコール飲料の量（ml） × アルコール度数（小数で計算） × アルコールの比重 0.8

＝ 飲んだアルコール飲料に含まれている純アルコール量（g）

値、20gを超えないように！

お酒の飲み方を工夫して、自分をケアしているのです（各お酒のアルコール度数は容器に表示）。

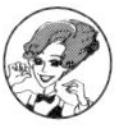
ちなみに私は〝ザル〟タイプでした。結果についてのコメントには「飲み過ぎてアルコール中毒になりやすいから注意しましょう」とありましたよ（笑）。

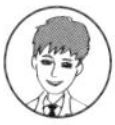
飲める人ほどお酒の害を受けやすいかもしれません。気をつけてください。

A

アルコールが肝臓で代謝される際に作られるアセトアルデヒドが酔っぱらう原因です

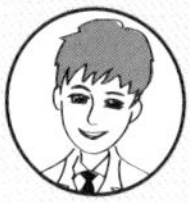

Q 二日酔いになるのはなぜ？

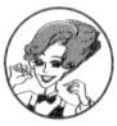

女子会で話が弾むとか、おいしいお酒や料理の相性がいいとお酒の量をつい忘れがち。翌日、「やらかしちゃったなぁ」と反省をしてももう遅い（苦笑）。頭が痛くなったり、気持ち悪くなったり、人によって症状は違いますが、とにかくつらいのは一緒です。二日酔いを防ぐ飲み方ってありますか？

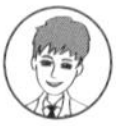

二日酔いのメカニズムについては、実はまだ解明されていません。おそらくは一番関与しているだろうと考えられるのが、酔っぱらいの原因としてお話しした「アセトアルデヒド」です（P117参照）。これが、「頭痛、吐き気、動悸、めまい、眠気などの原因となりうる」と考えられます。しかし、直接の関係はないという説もあって、アセトアルデヒドが体内で作られることによって、後遺症として何らかの影響を与えている可能性もあります。

とはいえ二日酔いは、「自分の適量を超えてたくさんの飲酒をした場合に起こりやすい」ことは明らかです。それを防ぐには「飲み過ぎに注意」することが一番！

それと同時に、**急激に血中アルコール濃度を上げない飲み方も大切**で、それには、

①飲む純アルコール総量に気をつける
②飲むペースをゆっくりにする

この2つが何よりのポイントとなります。私自身、飲み方に気をつけていることはお伝えしましたが、具体的な秘策を左にまとめましたので、参考にしてください。

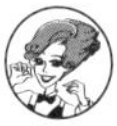
ちなみに〝迎え酒〟をすると二日酔いに効くと言われていますよね？

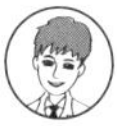
迎え酒をすると、アルコールによって〝脳が麻痺《まひ》〟し、そのように錯覚しているだけ。実際に二日酔いが治るわけではないのでやめたほうがいいでしょう。

二日酔い防止の6か条

二日酔いを防止するには〝悪酔い〟をしないことです。そのための「飲み方のコツ」をお伝えしておきましょう。

1 飲酒の前に、チーズやカルパッチョ。

アセトアルデヒドへの分解を緩やかにするためには、なるべくアルコールを胃にとどめて、**小腸への到達を遅らせる、小腸にダ**

イレクトに行かないようにすることが大事です。

そのためには、飲む前にスープや牛乳、チーズ、オリーブオイルなど、**油脂分を先にとる**のが効果的です。油脂分によって消化管ホルモンの「コレシストキニン」が分泌されて、胃の出口である「幽門部」が閉まるため、胃にアルコールがとどまりやすくなります。例えばカルパッチョにはオリーブオイルがかかっていますし、オイルの入ったドレッシングのサラダ、アヒージョなどを先に食べること。ちなみに私は、カプレーゼ（トマトとチーズ、バジルのサラダ）をまず食べるようにしています。

2 チェイサー（水）は絶対！

血液内のアルコール濃度を急激に上げないことが、酔い防止に必要なこと。そのために、水分をたっぷりとって、血中アルコール濃度を下げるようにしましょう。とくに、アルコール度数の高いお酒を飲む際は絶対に忘れずに！　アルコール摂取によって、体内の水分が不足がちになるので、意識して行ってください。美容の面でも水は大切。肌の水分が少なくなるとシワができやすくなりますから。

3 最初の1杯は〝炭酸系〟のお酒を避ける。

炭酸ガスは、胃のぜん動を促進し、小腸でのアルコール吸収を速めます。そのため、酔いが回りやすくなってしまう。つまり医学的には、最初の1杯は、ビール、スパークリングワイン、ハイボールなどの炭酸入りは避けたいところ。

4 透明や色の薄いお酒を選ぶ。

赤ワインやバーボン、ブランデー、ビール、ウイスキーなどの暗い色の酒は、ジンやウオッカ、白ワインといった透明（もしくは明るい）色のお酒と比べて二日酔いを起こしやすい、という研究データがあります（ただし、これは否定的な見解もあり）。暗い色のお酒はコンジナー（アルコールと水以外の成分で、不純物とも言われる）が多いことが理由とされています。

5 熱燗よりもぬる燗や冷酒を。

アルコールは、**温度が高いほうが吸収のスピードが速まります**。そのため、冷たいお酒のほうが酔いは回りにくいと言えます。日本酒ならお燗より冷酒がおすすめです。

6 漢方やサプリメントも味方につける。

私が頼りにしているのは、漢方薬の「五苓散」、サプリメントの「酢酸菌酵素（商品名は「飲む人のためのよいとき」）など。ただし、ウコン由来のドリンクやサプリには肝機能障害を起こす可能性があるため、要注意です（P15参照）。常用しないほうがいいでしょう。

A

二日酔いのメカニズムは解明されていませんが、アセトアルデヒドが関与していると考えられています

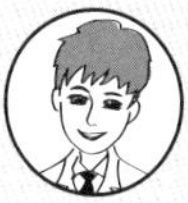

Q 二日酔いになったらどうする?

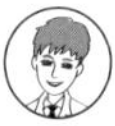

まずは「二日酔いにならない」ことを大前提に考えましょう(笑)。

アルコールには利尿作用があるため、飲酒中は脱水傾向になります。例えばビールはとくに利尿作用が強く、1ℓのビールを飲むと1.1ℓの水分が体内から尿などで出ていくと言われています。飲んだ分以上に水分が出ていくわけです。

脱水になると、アルコール代謝で生じたアセトアルデヒドを肝臓で代謝するスピードが遅くなり、二日酔いになりやすくなります。

また、肝臓でのアルコール解毒にも水分が必要になるので、体はますます水分を欲するわけです。

チェイサーなどで「水を飲みながらお酒を飲むことが重要」とお伝えしているのは、体内の水分不足を回避するため。**飲酒中も、飲酒したあとも、水分補給は必須**なのです。

飲酒中にチェイサーとして水分を摂取することの意味は〝**アルコールの吸収速度をゆっくりにする**〟ことと覚

えてください。とくにアルコール度数の高い蒸留酒を飲むときには心がけるべきです。

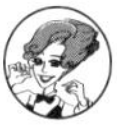

飲んだあとに水をたくさん飲むのもいい方法なんですね。

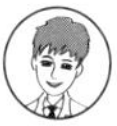

さらに言うと、**酔ったままですぐにベッドに倒れ込んで寝てしまわないこと**も有効です。私はお酒があまり強くないので、飲んだあとには一定の時間をとって、酔いをさましてから寝るようにしています。

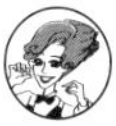

その理性があれば二日酔いは防げそうですが、酔っぱらっているとその判断がつかなくて（笑）。

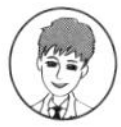

どうしても二日酔いになってしまったら「プラセンタ注射」や「肝庇護剤」などの点滴を受けるのもひとつの手。プラセンタとは哺乳類の胎盤から抽出したエキスで、肝臓での解毒作用を助けてくれます。これは自由診療のアンチエイジングクリニックなどで簡単に受けられます。

A

クリニックでのプラセンタ注射や肝庇護剤の点滴も有効ですが、それ以前に、水をたっぷりとることをお忘れなく！

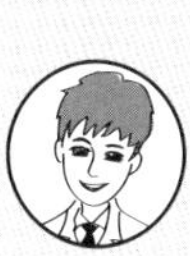

Q サプリメントは飲んだあとにも効果がある？

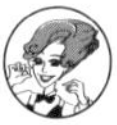

悪酔い防止に、サプリメントの「L-システイン」や「ビタミンC」を常用している人が私の周りにはたくさんいます。これらって、飲む前でなく、飲んだあとにとっても効果は同じですか？

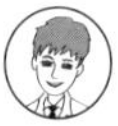

それについて、医学的に明らかな根拠はありません。抗酸化作用を期待するのであれば、飲んでいる最中や飲酒直後でもよいはずです。

L-システインに関しては、ごくまれに腹痛や吐き気、下痢といった消化器官の不調が副作用として現れる場合があるとされていることも知っておきましょう。また、L-システインを過剰に摂取すると、糖代謝に関わるインスリンの働きが妨げられ、糖尿病のリスクが上昇すると言う報告もあります。

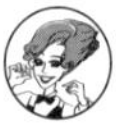

多用するとよくないこともあるのですね。「飲んでいれば大丈夫」と過信しないようにしたいです。

アセトアルデヒドを分解すると言う「N-

アセチル-L-システイン」はどうでしょう？いろいろ試して「これが効いた！」と言う方もいました。

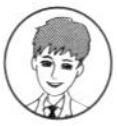

N-アセチル-L-システインは、「ＡＤＨ（アルコール脱水素酵素）」や「ＡＬＤＨ（アセトアルデヒド脱水素酵素）」に作用し、アルコール代謝をサポートする作用があると言われています。また、アセトアルデヒドによる活性酸素種に対する抗酸化作用が期待できるので、二日酔い予防などにはある程度の効果が期待できるかもしれませんね。

ですが、５％以下ではありますが、副作用として吐き気や嘔吐、腹痛、下痢などが報告されています。アナフィラキシー様症状（頻度不明）を起こすこともあるので観察を十分に行ってください。舌の腫脹、紅斑、血管浮腫、気道浮腫などの異常が認められた場合には、必要に応じて投与を中止すること！　そして適切な処置を行うことが必要になるので、注意してください。

A　飲んでいる最中や飲酒直後でも効果はあるはず。ですが、副作用があるかもしれないので気を付けて

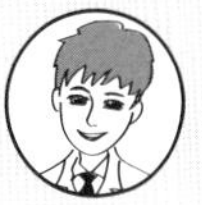

Q 悪酔いしないおつまみは？

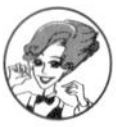

「飲む前に油脂分をとる」「最初の1杯は炭酸系のお酒を避ける」「アルコールと一緒に水を飲む」など、悪酔いしないお酒の飲み方はずいぶんわかってきました。さらに進んで。おつまみについても知りたいです。このおつまみを食べれば悪酔いしないというものもあるんでしょうか？

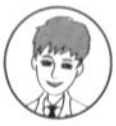

まずは、肝臓の**解毒作用を補助**する**良質なタンパク質**をとりましょう。おつまみの定番である「**枝豆**」はとてもいい。量は多めに食べましょう。「チーズの盛り合わせ」「生ハム＆ソーセージ」「刺身」なども。**豆腐や納豆**を使ったおつまみも良質なタンパク質ですね。**胃の粘膜を保護**する「**ビタミンU（キャベジン）**」を持つ「**キャベツ**」「**レタス**」のサラダにマヨネーズやサラダオイルをかけるのもおすすめです。

アルコール分解の際に使われる「**ビタミンB_1**」も積極的にとりたい。これは「**豚肉**」「**ウナギ**」「**タラコ**」「**カレイ**」「**サケ**」「**ブリ**」に多く含まれています。

とくにサケは、**抗酸化成分**を多く含む「アスタキサンチン」も豊富です。「スモークサーモン」や「サケの塩焼き」など、いいですね。抗酸化成分は「**緑黄色野菜**」にも含まれています。これらは、アルコール代謝中に生じた活性酸素を除去してくれます。

ビタミンB_1の吸収を高めてくれる「アリシン」が豊富な「にんにく」も一緒にとるとなおグッド。「餃子」「にんにくの芽と豚肉の炒め」はばっちりですね。「酢豚」「ブリ大根」などの、居酒屋メニューもおすすめ。

アルコール代謝を助け、適度な糖質の補充になるのは「**トマト**」。トマトは**血中アルコール濃度を下げてくれる**ことがわかっています。「カプレーゼ」「トマトのチーズ焼き」ならチーズもとれます。

アルコール吸収を穏やかにする「食物繊維」は「青菜のお浸し」「海藻サラダ」「きのこサラダ」「きんぴらごぼう」「切り干し大根」にたっぷりあります。

A

枝豆、餃子、トマト、海藻サラダなど肝臓を補助し、アルコールを分解する食べ物を

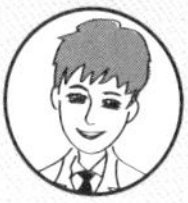

Q 乳製品は、胃を保護する？

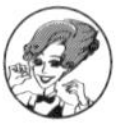

飲む前に牛乳を1杯飲んでおくと、胃に膜ができて保護される」とよく言われますが……。

それ、まったく根拠がない話ですから、デマなのです。

もちろん、今までお話ししてきたように、飲む前にチーズを食べたり牛乳を飲んだりすることはいいことです。ただそれは、油脂分が胃に入ることによって、胃の幽門部が閉まり、**アルコールが小腸に到達するのを遅くする**から。これが、悪酔い防止になるからで、決して胃に膜を張るからではありません。

また、**乳製品には、痛風になるリスクを下げる効果がある**ことがわかっています。痛風が気になる方は、とくに、まず乳製品をとってから飲む習慣をつけるといいですね。

A 乳製品は、アルコール代謝を遅らせる。けれど、胃を保護する効果はありません

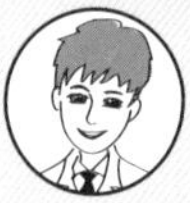

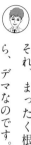

Q 酒好きは亜鉛をとったほうがいい？

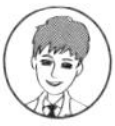

亜鉛は、アルコールを分解する代謝経路において活躍する酵素を活性化させる際に消費されます。なので、**飲酒習慣がある人なら、慢性的な亜鉛不足に陥っている可能性**も考えられます。お酒を飲むなら亜鉛を意識的にとっておくといいでしょう。牡蠣はもちろん、亜鉛は**「豚レバー」「牛の赤身肉」「小麦胚芽」「油揚げ」「カシューナッツ」「卵」**などにも多く含まれています。

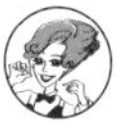

私はシンプルに油揚げを焼いて、大好きなねぎをたっぷりかけるのはよく食べますが、それ、いいってことなんですね！

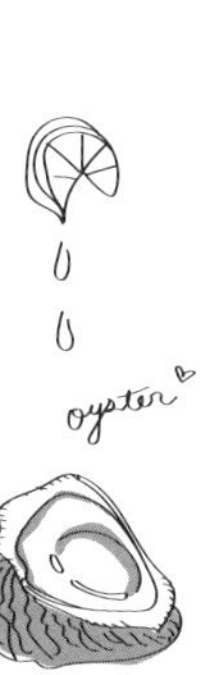

A

お酒を飲むと慢性的な亜鉛不足に陥りがち。
亜鉛は意識してとりましょう

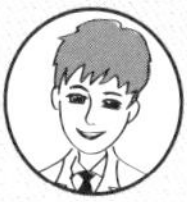

Q 飲めない人も鍛えればお酒は強くなる?

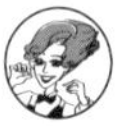

昔は飲めなかったけれど、練習して飲めるようになったと言う人がいますよね。それ、どういう理由からですか?

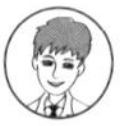

1章（P33）にも書きましたが、「ALDH2の活性が低活性型」の人ならありえます。私のタイプですね。

肝臓でアルコールをアセトアルデヒドに変える経路を「アルコール代謝経路」と言いますが、ここで関与する酵素は2つあり、「ADH1B（アルコール脱水素酵素）」と「ALDH2（アルデヒド脱水素酵素）」。そしてさらにもう1つ関わっていて、それが「MEOS（ミクロゾーム・エタノール酸化酵素系）」です。

MEOSは肝臓に多くある酵素群です。薬などの代謝の際に使われるものですが、エタノールにも作用し、実は「アルコールの常飲によってこの働きが強まる」ことがわかっています。これが、練習すると飲めるようになるという理由です。つまり、お酒が弱かった人が飲み続けるうちに強くなるのは、「ME

ＯＳの酵素が誘導されて、アルコールの代謝に使われるようになる」からなのです。

反対に、この体質の人がある一定期間断酒なり禁酒をすると、この経路が閉じてしまい、以前と同じようにお酒に弱くなります。

私にも経験があります。昔はほとんど飲めませんでしたが、今はだいぶ飲めるようになりました。とはいえ、ザルタイプではないので、自分の適量を知りながら、ゆっくりいただいて、お酒といい関係を築いています。これが大事ですね。

もう一度言いますと、鍛えてお酒が強くなるのは、ＡＬＤＨ２の活性が低活性型のタイプ〝だけ〟です。**非活性型の人、いわゆる〝下戸〟の人は遺伝子レベルから、お酒を解毒できません**ので、くれぐれもがんばらないでくださいね。

なんだか……遺伝子ネタで飲めそうですね（笑）。

A

アルコール代謝遺伝子「ＡＬＤＨ２の活性が低活性型」の人のみ可能です

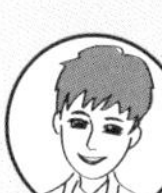

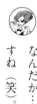

Q 人が一生に飲めるアルコール量は決まっている？

お酒好きの間では、よく言われる説ですが、もしそうなら、私はとっくに一生分の量を超えていそうですね（笑）。

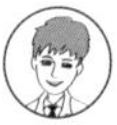
それは「肝臓が健全な状態で一生を過ごせるとして、飲める純アルコールの量は決まっている」と言う仮説に基づいたものですね。実際には、アルコール代謝のキャパシティは体格・性別でも個人差があります。

ちなみに「男性では約５００kg、女性はその半分の２５０kg」と言われています。男女でこれだけの差があるのは、アルコール代謝における「肝臓の大きさ」が関係しています。男性のほうが、単純に女性よりも肝臓のサイズが大きいことが理由です。つまり、アルコール代謝における性差ははっきりしている、ということ。

例えばお酒の量でいうと、「男性は体重１kg当たり１・０～１・５g／時、女性は体重１kgあたり０・７～１・２g／時が適量」とされています。女性のほうが、男性よりもアルコール代謝のキャパシティが小さいという点で、アルコールに弱いとも言えますね。
　とはいえ、前述したようにアルコール代謝の遺伝子によっても、個人差は大きくあると思います。

　総アルコール量250kgとは、1升瓶1250本弱!?　一生に飲めるお酒の量は意外と少ないなんですね……（苦笑）。

　アッコ先生にとってはそうでしょうね（笑）。個人差が大きいので、体が健康なら問題ありませんよ。ただし、過信しすぎないように。健康診断は定期的に行ってください。

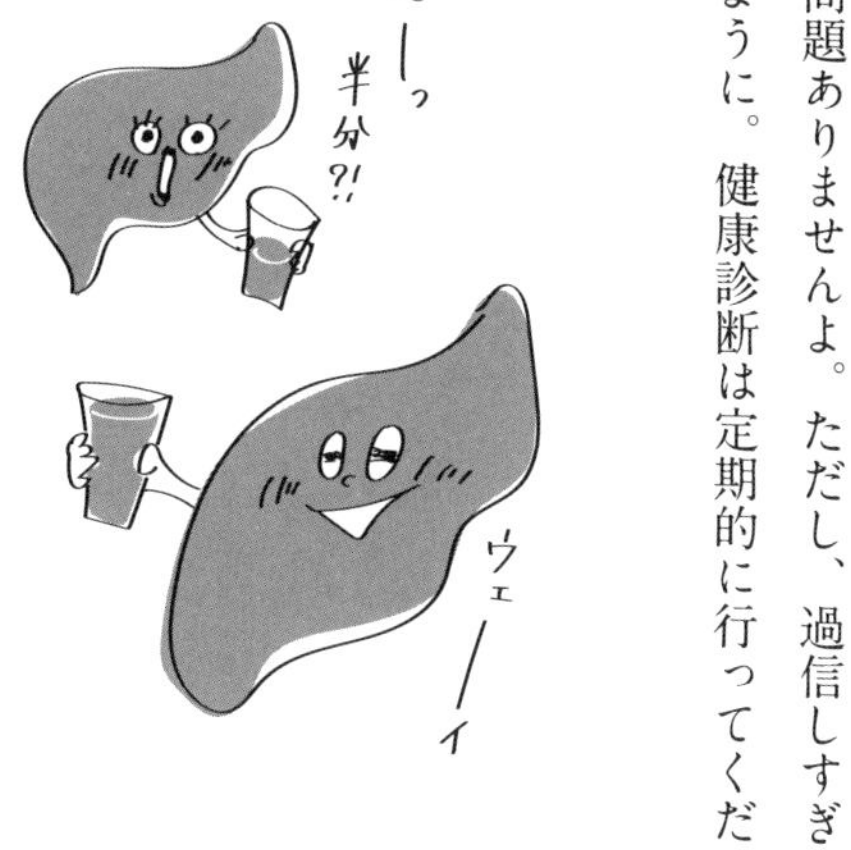

A

男性は約500kg、女性はその半分の250kgと言われています

Q 飲むと記憶をなくすのはなぜ？

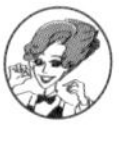

お酒を飲んで「昨日のことを覚えていない」という失敗（!?）はお酒好きなら経験があると思います。お酒を飲むとなぜ記憶が飛んでしまうのでしょうか？

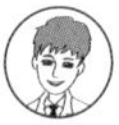

アルコールには、脳の神経細胞を麻痺させる作用があります。お酒を軽く飲んだとき陽気になったり、食欲が増したりします。テンションが上がったり下がったり、判断力が低下したり、理性が失われたり。いわゆる〝酔っぱらった状態〟に陥ります。

このとき、日常的な事柄を記憶する脳の部位「海馬」がアルコールによって機能しなくなるため、記憶しておくことができなくなり、記憶が飛ぶという現象が起こるのです。

これは、**血中アルコール濃度が急激に上がると起こりやすい**ので、空腹状態でアルコール度数の高い酒を速いピッチで空けるような飲み方は避けたほうがいいでしょう。そして、**水も一緒に飲む**ようにして、**血中アルコール濃度を下げる**工夫をしていきましょう。

また、アルコールによって、**脳の理性をつかさどる「大脳皮質」の活動が低下**し、本能や感情をつかさどる部位が活発になることもわかっています。

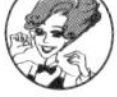

いつもはおとなしい人が、お酒を飲むとケンカ腰になったり、暴言を吐いたりして驚くことがありますよね。「お酒を飲むと人が変わる」などと言われますが、人が変わるわけではなく、お酒の影響で本能や感情が表に現れてしまうからなんですね。

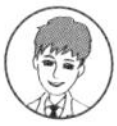

お酒を飲んで記憶が飛ぶという状況ですが、「一部の記憶がない」という場合と「数時間に渡って記憶がない」という2種類があります。後者は「ブラックアウト」と呼ばれるもので、さらに進むと気絶することもありますので、そうならないように！　お酒を飲むならゆっくりペースで、水とともに飲むこと。記憶が飛ぶような深酒は避けるべきです。

A

お酒を飲むとさまざまな感覚が鈍くなるのも脳が麻痺しているからです

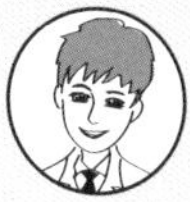

Q 肝臓に負担のかからない飲み方って？

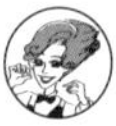

飲み会が続くと、「肝臓が疲れているな」って感じることがありますが、飲み方を変えれば回避できるのでしょうか？

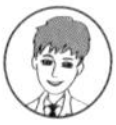

お酒は、飲めば必ず肝臓に負担をかけてしまいます。ですが、肝臓に過度な負担をかけない方法はあります。

まず、理想的な**摂取純アルコール量を知っておく**こと。男性なら1日に20g、つまり日本酒1合弱（ワインなら200㎖）、女性は1日にこの半量の10gほど（P119参照）。これ以上飲めば、過度な負担をかけることになります。ちなみに健康に危険のないレベルはこの倍まで。アッコ先生にはかなり少ないでしょうね（笑）。

さらに、**飲酒前は必ず何か少しでも食べておく**こと。空腹でいきなりお酒を飲むと、アルコールの吸収スピードが速くなって、肝臓に負担がかかりやすくなります。アルコールの吸収を緩やかにするには、**良質な脂質**を含む料理がいいです

（P121参照）。チーズやナッツ類、牛乳を飲んでおくのもいいですよ。
おつまみは**タンパク質や野菜**を中心にしましょう（P128参照）。それらに含まれる「ビタミンB_1」はアセトアルデヒドの分解を促し、肝臓の働きを助けます。「亜鉛」も重要です（P131参照）。肝臓は飲酒によってダメージを受けやすくなるため、保護のために「オルチニン」や「タウリン」を含む食材も一緒にとるとなおよいでしょう。

また、飲酒時に炭水化物をまったくとらないのもよくありません。肝臓のエネルギー源が不足してアルコールの処理能力が落ちます。その結果、胃もたれや二日酔いが起こりやすくなってしまうので、**適量の炭水化物は必要**と覚えておいてください。
ただ、ダイエットのために炭水化物を控えたい人も多いでしょう。その場合は、炭水化物は遅めのランチで食べるとか。食べる時間を工夫するといいかもしれません。

A

空腹を避けて、肝臓に必要な栄養素をきちんととり、アルコールは適量に

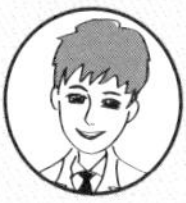

Q 休肝日は本当に必要？

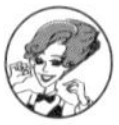

私も含めてお酒好きには、毎日飲んでしまうという人も多いです。やはり毎日飲むのは健康によくないのでしょうか？

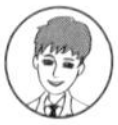

40歳から69歳の日本人男性を対象にした「飲酒パターンと総死亡の関係」を調べた研究があります。その結果によると、「たくさんお酒を飲むグループ（週に純アルコール量で３００ｇ以上）では、休肝日の少ない人の死亡率が高い」ことがわかりました。これは週１、２日飲酒するグループの１・５倍という数字！　さらに調べたところ、「週に純アルコール量４５０ｇ以上を飲酒するグループでは、休肝日のあるなしにかかわらず、総死亡リスクが高い」ことがわかりました。

ちなみに、純アルコール量４５０ｇとは、毎日飲んだ場合、日本酒なら１日３合以上の計算になります。このことから、休肝日を設ければたくさん飲んでもかまわないということではなく、**「飲む量を適量に抑える必要がある」**ことがわかります。

ただ実は、「休肝日」という考えは日本のみの概念で、海外にはないそうです。日本人はお酒に比較的弱い体質だからこそ生れた概念なのかもしれません。

お酒をよく飲む人だと、休肝日はしっかりとっているけれど、飲む日は浴びるほどたくさん飲むということも少なくないですよね。休肝日を設けているから安心という思い込みがそうさせてしまうのかも。

そういう方は多いかもしれませんね。

先にも言いましたが、休肝日と飲む量の両方を考えなくてはいけません。この研究は男性を対象にしていますので、一般的に言えば、女性のほうが肝臓が小さく、お酒のキャパシティは低い。ですからお酒の量ももう少し少ないと考えたほうが妥当でしょう。

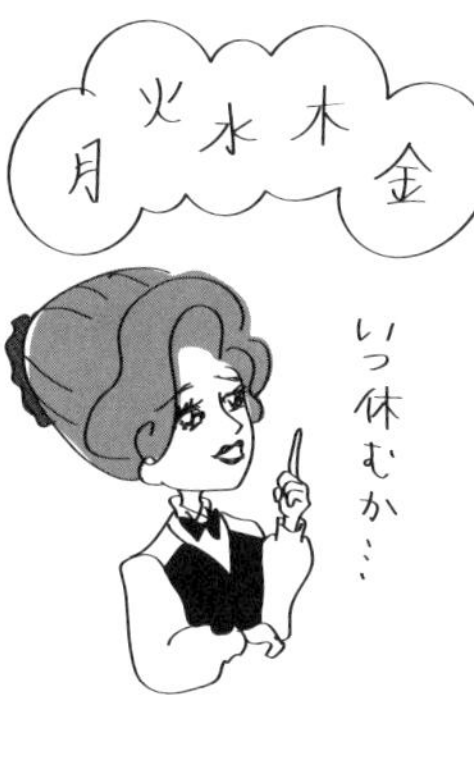

A

休肝日は必要です。休肝日が少ない人のほうが死亡リスクが高いことがわかっています

Q お酒は〝百薬の長〟って本当？ そもそも体にいいの？ 悪いの？

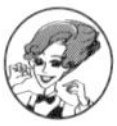

昔から「酒は百薬の長」と言われていますし、「お酒を少量飲む人のほうが長生きできる」などと言われてきました。嗜《たしな》む程度なら、お酒は飲んだほうが健康にもいいのでしょうか？

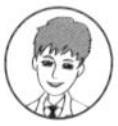

２０１８年、世界的に評価の高い医学雑誌『The Lancet（ランセット）』に発表された英国の研究では、これまでの「酒は百薬の長」という概念がほぼ否定されました。「基本的に、健康への悪影響を最小化する飲酒量は0がいい」と結論づけられたのです。これは衝撃的でした。

しかし、左ページのグラフaのように、心筋梗塞や脳梗塞、2型糖尿病などでは少量飲酒でリスクが下がることも知られています（「Jカーブ効果」と言う）。

反対に、乳がん、高血圧、肝硬変などの慢性肝疾患では酒量が増えるほどリスクが上がります（b・c）。

ただ全体で見ると、前者の予防効果が相殺

されてしまうため、このような結果になったと言えます（P144上図参照）。
お酒を飲む人たちにうれしい話としては、「まったく飲まない人と比べて〝適量を飲む〟人のほうが、寿命が長く、さまざまな疾患罹患率が低い」という、Jカーブ効果が認められる裏付けも多数あります。

また、純アルコール量（P119参照）換算で1日10gまでの飲酒であれば、リスクの上昇はあるものの、緩やかで許容できる範囲内とも結論づけられています。

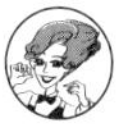
少量のお酒なら大丈夫なんですね。少し安心しました。私を含め、お酒好きな女子のみなさんが、本書のテーマである

アルコール消費量と疾患リスクとの関係
（Jカーブ）

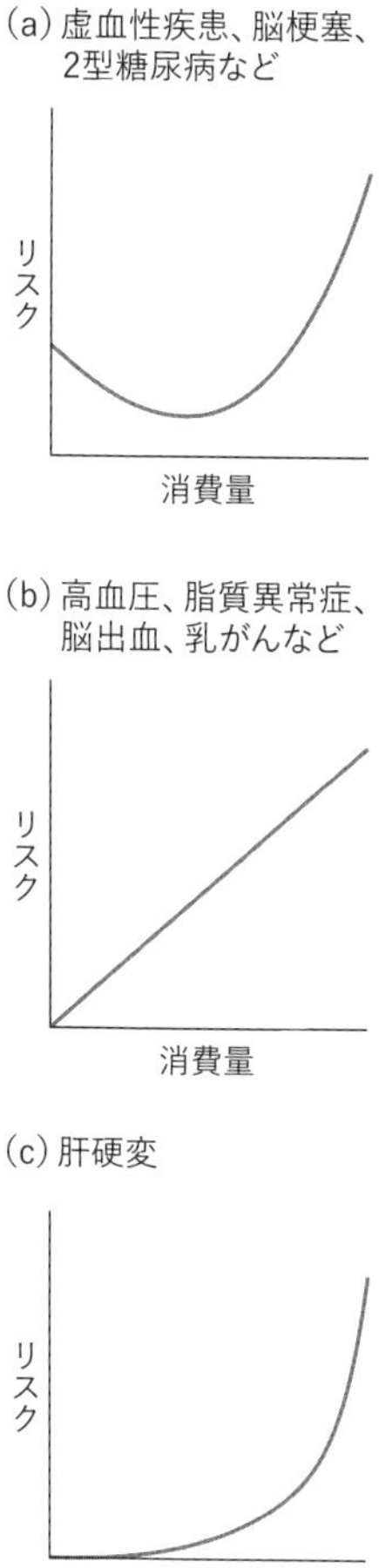

1日に消費するアルコールによる
各種疾患を合わせた健康影響の相対リスク

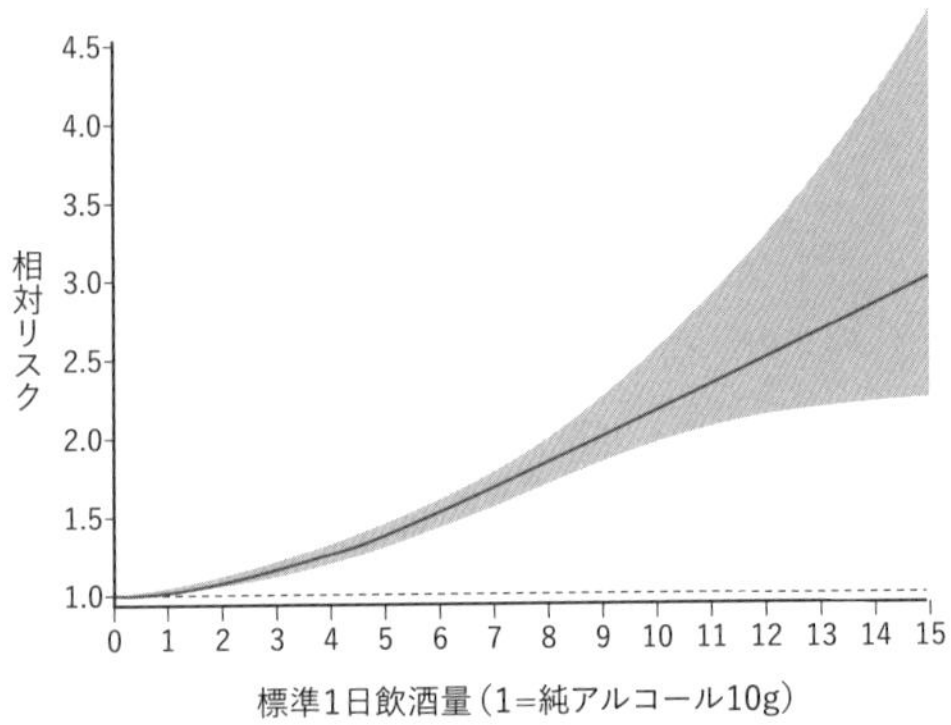

P143で示したようなさまざまな疾患を合わせ、アルコールと疾患リスクの関係を示した。これによると、一部の疾患に見られたＪカーブ効果が相殺され、アルコール量が増えるほど健康被害が大きくなる結果になった。
Lancet 2018;392:1015-35.

アルコール消費量と死亡リスクの関係（国内）

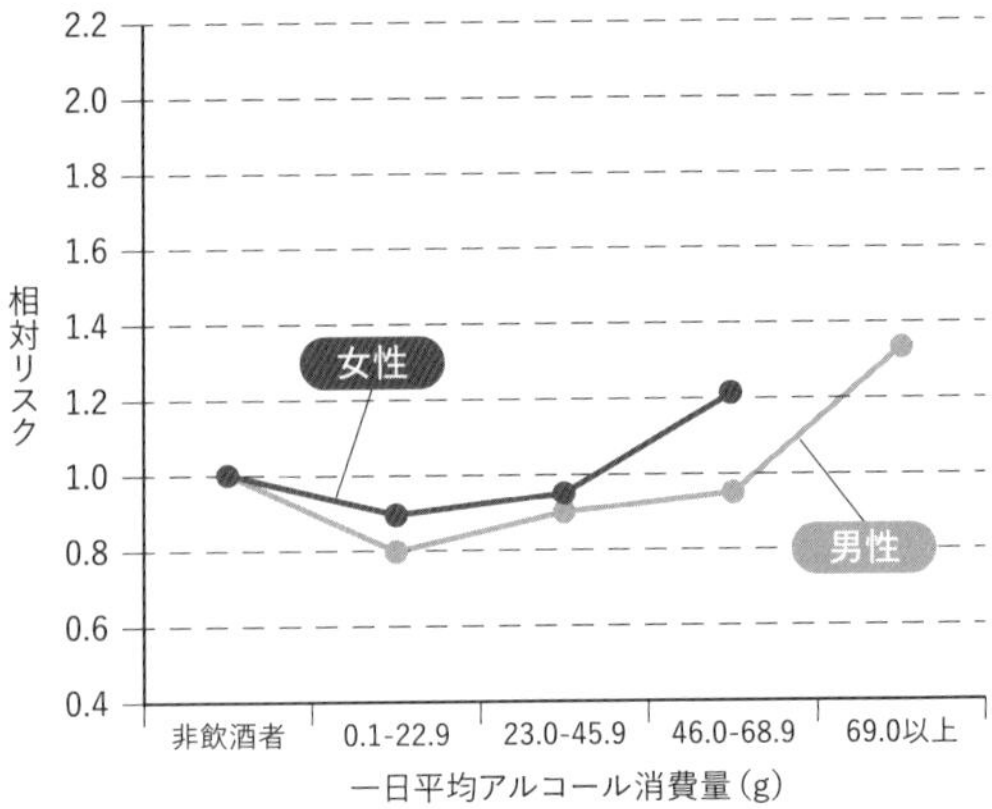

国内におけるアルコール消費量と死亡の相対リスクの関係を調べたところ、男女とも、まったく飲まない人より少し飲酒する人のほうが、死亡リスクが低いことがわかる。海外における調査でも同様の結果を得た。
Ann Epidemiol.2005;15:590-597. をもとに作成

〝ハッピードリンキング〟になるように、お酒と上手に付き合っていきたいです。

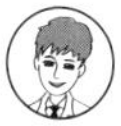

単純に医学的な観点からだけで言えば、飲まずに一生過ごせれば、飲まないほうがいいのは確かです。ランセットの論文はそれを確定しました。

ただし、嗜好品としての酒をどう考えるかは、それぞれの考え方、生き方で違うので難しいところです。人生において、死や病気になるリスクをゼロにすることはできません。

人生をいかに生きていくかを考えたとき、嗜好品としての酒をまったく飲まずに生きる人生を選ぶのか否かは、ご本人が決めることではないでしょうか。

ちなみに、私はお酒を止めるつもりはありません。さらに、酒のある人生を選んだ人に「アンチエイジングな酒の飲み方」を教えていくのが私の仕事だと思っています。

A 「酒は百薬の長」という概念はほぼ否定されましたが、「適量飲酒で長生きする」という研究結果もあります

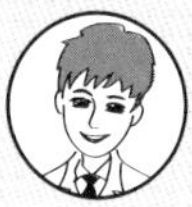

Q

赤ワインを飲めば血液サラサラ？ 長寿の効果もある？

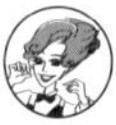

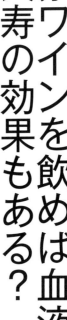

赤ワインには血液サラサラ効果があると言われますね。脂肪の多い食事が中心のフランス人になぜか心臓病罹患率が低いという「フレンチパラドックス」という説も有名です。赤ワインの血液サラサラ効果とはどんなものなのでしょうか？　どのくらい飲めば効果がありますか？

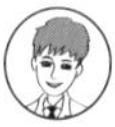

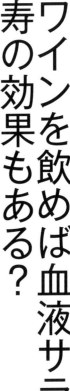

赤ワインには、「**血液の粘性を下げ、毛細血管の血流を促進させる作用がある**」と報告さ

ポリフェノール摂取量と冠動脈疾患死亡率との関係

ポリフェノール摂取量【mg/日】	0 ～ 19.0	19.1～29.9	29.9以上
人数	268人	268人	268人
冠動脈疾患死亡数	20.4	14.5	9.9
相対危険度(95% CI)	1.00	0.71 (0.44 ～ 1.14)	0.49 (0.19 ～ 0.83)

「ズッフェン・エルダリー・スタディ」と言われるもの。
ポリフェノールを 1 日 29.9mg 以上とる人の虚血性心疾患のリスクは 19mg 以下に比べ 1/2 以下になるという結果が得られている。

れています。つまり血液サラサラ効果に関しては「イエス」。ワインだけでなく、ほかのアルコールでも適量の飲酒は、「血小板凝集抑制作用（血栓という血の塊ができにくくなり、心筋梗塞や脳梗塞を起こしにくい状態となる）」や、「善玉コレステロール」と言われる「HDLコレステロールが増加する」ことが確認されています。

赤ワインに含まれ、抗酸化作用を持つポリフェノールの一種「レスベラトロール」が長寿遺伝子を活性化させるという説が一時取り上げられましたが、ヒトでの長寿効果があるという根拠はありません。また、もしそのような効果がレスベラトロールにあったとしても、ワインの量に換算すると、毎日数本の赤ワインを飲まないといけないことになるの

ワインの消費量と心臓病での死亡率との関係

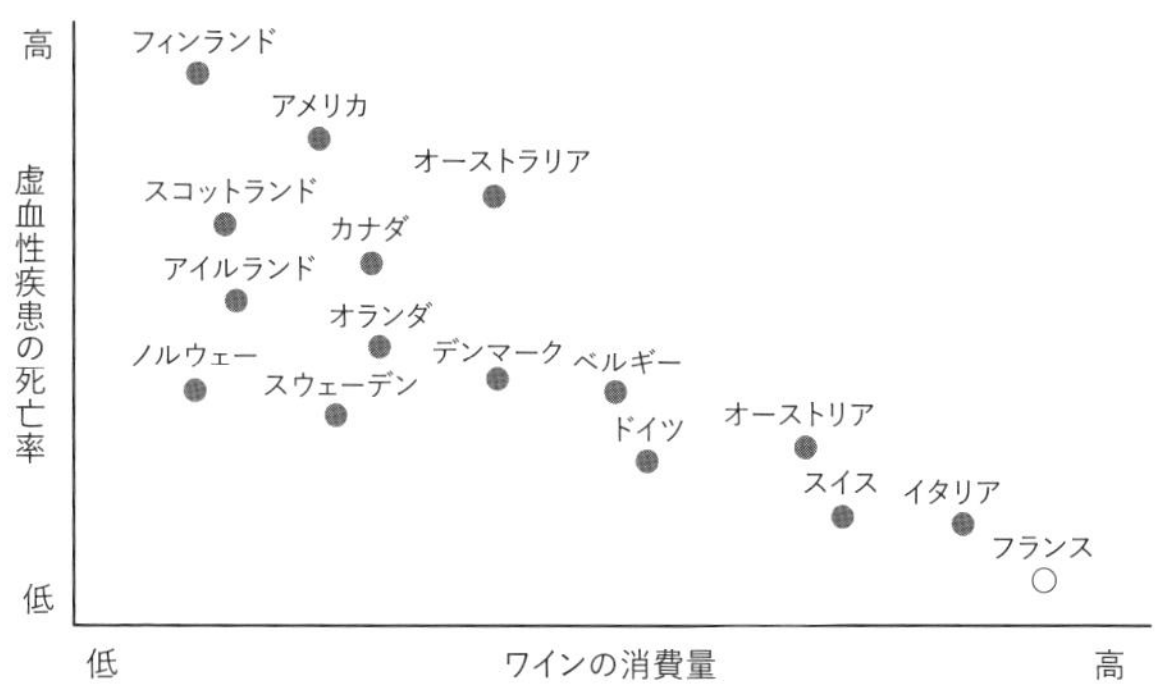

ワインをよく飲むフランスやイタリアの心臓病での死亡率が低いことを示している。
これを「フレンチパラドックス」と言う。
Lancet 1994;344:1719

で、現実的には不可能と言えます。

しかし、アルツハイマー病などの認知症、糖尿病、肥満症、動脈硬化性疾患などの病気や疾患を持つ人には、効果的であると考えられています。ですが一方で、健常者がとってもあまり効果はないという研究報告もあります。まだまだ未解明のことが多い赤ワインの健康効果ですが、ソムリエドクターとしては大いに期待したいところです。

A

適量の飲酒では「血液サラサラ」効果はありますが、長寿効果は確認されていません

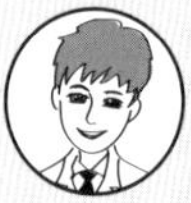

ワイン飲酒量とアルツハイマー病、認知症との関係

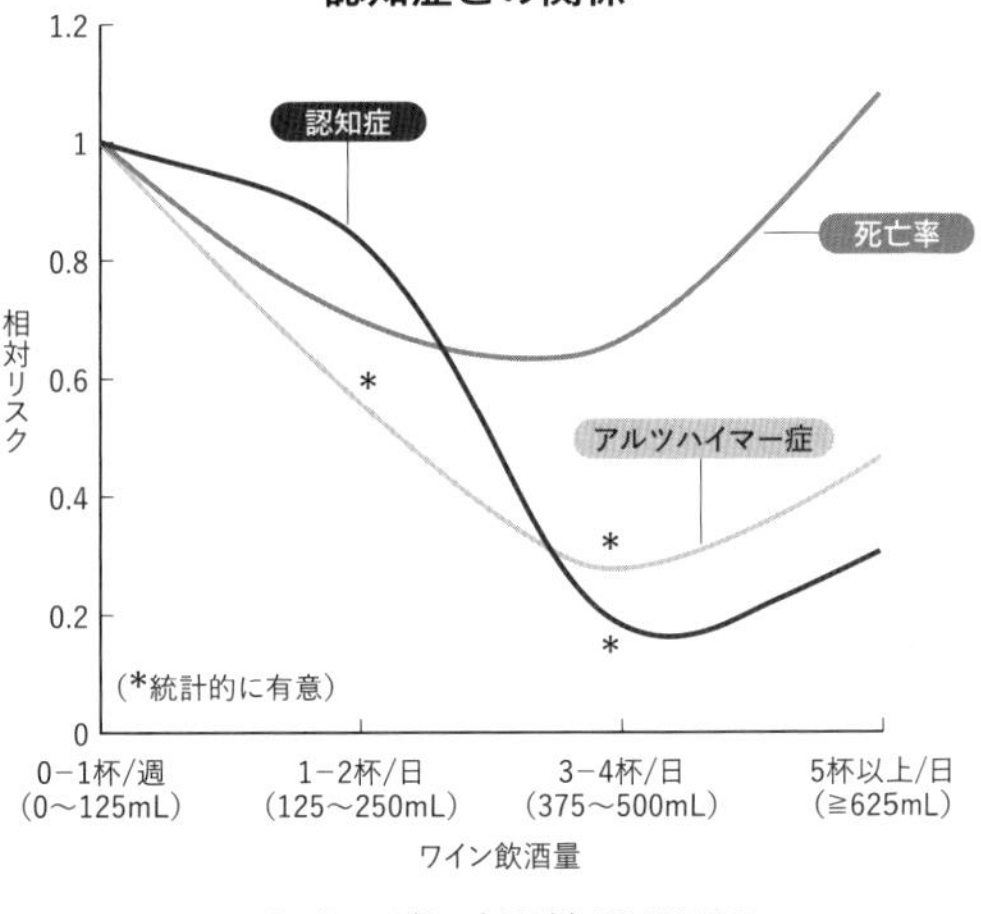

1.2
1
0.8
0.6
0.4
0.2
0
相対リスク
認知症
死亡率
アルツハイマー症
*
(*統計的に有意)
0−1杯/週
(0〜125mL)
1−2杯/日
(125〜250mL)
3−4杯/日
(375〜500mL)
5杯以上/日
(≧625mL)
ワイン飲酒量

Rev.Neurol.(Paris):153(3),185-192,1997

Q 糖尿病でもワインを飲んでいいですか？

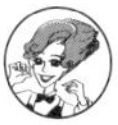
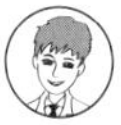

「糖尿病だけれど、ワインを飲んでいきたい」と言う女性からの質問です。

アルコールそのものに「血糖値上昇を抑える作用がある」ことがわかってきました。P17でも言いましたが、2007年のオーストラリアのグループの研究で、エネルギー量を同じにしたパン、ビール、白ワイン、ジンを摂取させたところ、「パン＞ビール＞ジン＞白ワイン」の順に血糖値の上昇が見られました。このうちジンと白ワインではほとんど血糖値は上がっていません。

また別の研究では、1日あたり純アルコール量23g（日本酒なら1合ほど）を飲む人が糖尿病にかかるリスクは、「まったく酒を飲まない人に比べて35％ほど低い」と言う結果が出ています。

ただし、日本人を対象にした3万人弱の中年男女を10年間追跡して「糖尿病の発症と飲酒の関係」を調べた研究では、「**やせている人**（ＢＭＩが22以下）**ほど飲酒量**

が増えると糖尿病を発症しやすくなる」という結果に。つまり、糖尿病発症のリスクを減らすには、太っていない人はできるだけ飲酒を控えるべきでしょう。

酒の種類別に糖尿病のリスクを下げるか否かを比較検討した研究もあります。その結果、「ワインだけに糖尿病発症予防効果が認められた」と報告されました。加えて「糖質を含まない蒸留酒には予防効果はほとんどない」「1日のアルコール量が20gを超えると、逆に糖尿病にかかりやすくなる」という結果も報告されています。

これは、ワインの「レスベラトロール」（P64、147参照）をはじめとした「ポリフェノール効果」が関与していると考えられますが、明確な理由は不明とされています。

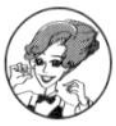
蒸留酒が糖尿病予防にならないとは。間違って認識していました。

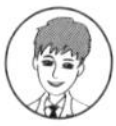
現在では、「糖尿病患者は飲酒制限が望ましい」と指導されることはなくなってきました。それでももちろん、**1日のうちで摂取する糖質の量には注意すべき**です。アルコールも同じで、**できるだけ糖質量の少ない酒を**選ぶべき（極端に糖質の多い酒は避ける）ではあります。食事の際、1食あたりの糖質の総量を50g以内（できれば40g以内）にコントロールするのが望ましいですね。

ちなみに糖質が少ない酒は、焼酎、ウイスキー、ジン、ウオッカなどの蒸留酒、醸造酒であれば辛口の白ワインです。逆に糖質が多いのは、日本酒、ビール、紹興酒、梅酒、ポートワイン、甘口のシェリーやマデイラ、貴腐ワイン、アイスワインなどです。

蒸留酒でも、ストレートで飲むよりは、水割りにして薄めて飲むべきですね。炭酸水で割ると（トニックウォーターは糖分を含むのでNG）アルコール吸収が速まるので気をつけて。アルコール度数の高い蒸留酒をストレートで飲む習慣のある人は、醸造酒を飲む人に比べ、全死亡率、脳卒中、がん、外傷などのリスクが高いことが知られています。

飲酒時の食事にも気を付けてくださいね。**血糖値を上げやすいものは最初に食べないこと。**野菜、海藻類、きのこ類、オメガ3系の不飽和脂肪酸（亜麻仁油やエゴマ油など）を意識してとること。鶏肉や豆腐などの**低脂肪のタンパク質を最初に食べる**と、血糖値の急上昇を抑えられます。最後に炭水化物を少量食べてもいいですが、糖質と脂質がセットの〆のラーメンやスイーツは避けましょう。

A

できるだけ糖質量の少ない酒を選ぶべき。ワインには糖尿病発症予防効果があります

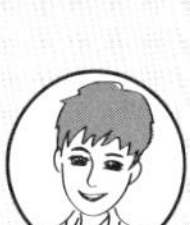

Q 最近人気のオレンジワイン、健康効果はある？

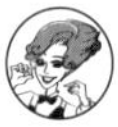

最近、オレンジワインが人気ですね。私もよく飲みます。「赤ワインの造り方をした白ワイン」などと言われますが、健康・美容の効果的には、白ワインに準じますか？　あるいは、赤ワイン？

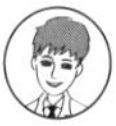

オレンジワインは、白ワイン用のぶどうを、皮や種も一緒に発酵させることで、赤ワインのように皮や種からタンニンが出てオレンジ系の色になることから、そう呼ばれています。元々はジョージアで伝統的に造られていた製法で、現地では「アンバーワイン」という名称を使っています。やがて世界中で造られるようになり、２０００年代になって、イギリスで「オレンジワイン」と名付けられたのです。軽い渋みがあって、料理との相性が幅広いので、「オレンジワインはフードフレンドリーなワイン」と言えます。

では、ワインに健康効果をもたらす「**抗酸化成分・ポリフェノールの含有量**」はどうかと言うと、「**赤ワイ**

ン＞オレンジワイン＞白ワイン（ロゼワインを除く）」の順に多いでしょう。赤ワインに次いでポリフェノールが多く、アンチエイジングや美肌効果も期待できそうです。

　ここでロゼワインを外しましたが、ロゼワインには作り方が幾通りかあり、それによってもポリフェノールの含有量が違ってくるためです。多くのロゼワインは、赤ワインと同じような醸造法をするセニエ法で造られています。こちらのほうが、直接圧搾法のロゼワインよりもポリフェノールが多いと言えるでしょう。

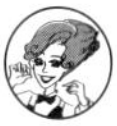

オレンジワインは確かにアジア料理から魚卵まで、ほかのワインでは難しいペアリングでも活躍しますね。そういう特性から家飲みにおすすめ。さらに健康効果も期待できるのならばうれしいですね。

A

赤ワインに次いでポリフェノールが多いので健康効果が期待できます

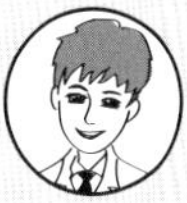

Q オーガニックワインや自然派ワインは体にいい？

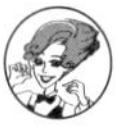

オーガニックワインや自然派ワインを健康のために飲みたいと考える人もいます。亜硫酸無添加のワイン、オーガニックワイン、自然派ワインは体にいいと言えるのでしょうか？

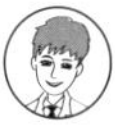

有機農法で栽培されたぶどうから造られるオーガニックワイン、ビオディナミ農法（ドイツの思想家ルドルフ・シュタイナーが提唱した有機農法）で造られたビオワインは健康にいいのか？　逆に言えば、農薬や化学肥料、亜硫酸塩などを使って造られたワインは健康に有害なのか？　ワイン好きからもよく質問されます。

有機農法で造られたものとそうでないものを比較すると、前者のほうが、体内に蓄積する農薬の量が少ないかもしれません。あるいは、薬剤耐性菌への体の影響（養鶏や畜産で使われる抗生物質の有無が原因）が少ないかもしれません。ですが、その程度の違いです。病気の罹患率が低いとか、寿命が延びるといった効果は出ていません。

「ワインに添加された亜硫酸塩で頭が痛くなる」という人がいますが、これは亜硫酸塩の仕業ではないと考えられます。

逆に、自然派の赤ワインのほうが、マロラクティック発酵（乳酸菌によって起こる発酵で、酸味がマイルドになる）で「ヒスタミン」が発生しやすく、これが「頭痛を起こす原因となっている」とする説もあります。

それより私が問いたいのは、これらのワインの味についてです。ワイン造りは大変な苦労を伴います。ぶどうやワイン造りへの愛情や思い入れがないとできないことです。また「おいしいワイン、高品質なワインは必ずいいぶどうから造られる」というのがワインの真理。いいぶどう作りに取り組む人たちが造るワインはおいしいということを経験的に知っていますからね。それを思うと、どちらのワインにも敬意を感じます。この思いを大切にしてください。

A オーガニックワインや自然派ワインが体にいいという医学的根拠はありません

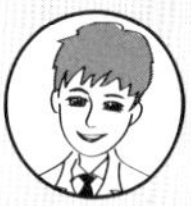

Q
醸造酒は悪酔いしやすい?

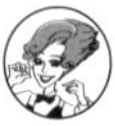

「醸造酒より蒸留酒のほうが悪酔いしない」とよく言われます。確かに焼酎のほうが翌日スッキリしているかも?と思ったこともありますが、本当のところはどうでしょう? SAKE女には日本酒やワイン好きも多く、できれば醸造酒を飲んでいたいという声もあります。

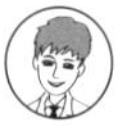

確かによく聞きますね。でも、「明確な医学的根拠はない」と考えています。コンジナー(水とエタノール以外の成分)が少ない蒸留酒のほうが二日酔いになりにくいと唱えている学者もいないわけではありませんが。

私が思うには、醸造酒のほうがアルコール度数の低いものが多く、飲みやすくて、グイグイ飲みがちだからではないでしょうか。そのため、チビチビと飲むアルコール度数の高い蒸留酒に比べて、トータルのアルコール摂取量が過量になることが一因かと思います。

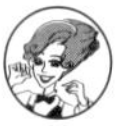

「純アルコール量の総量の問題」ということですね。

ある女性バーテンダーの話ですが、お客さ

まに「ウイスキーはストレート」をおすすめしているそうです。ハイボールや水割りなどにすると口当たりがよくなって、飲むペースが速くなり、酔うペースも速くなって悪酔いしやすくなるからだそうです。

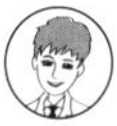

そういう考え方もありますね。割らずにゆっくり飲んだほうが、純アルコール量を抑えることができるかもしれません。けれど、必ず水と一緒に飲むように！　蒸留酒をストレートで飲むことを好む方は、醸造酒を飲む人に比べて死亡率が高いことがわかっていますから（P151参照）。「ゆっくりとしたペースで、水とともに」を合言葉にしてください。とくにスコッチウイスキーなどは、チビチビ味わったほうがおいしく飲めると思います。

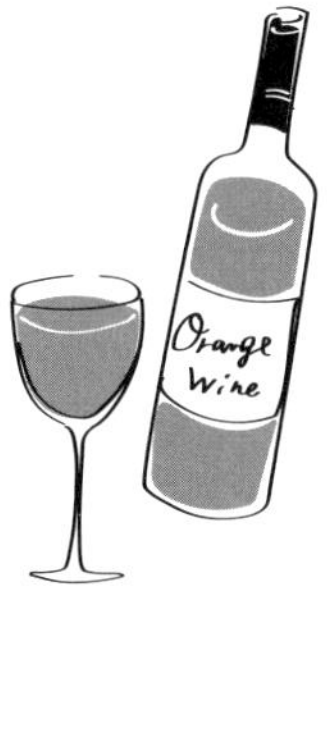

A

明確な医学的根拠はありません。自分の適量を知って、好きなものを飲むのがいいです

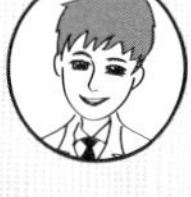

Q 〝ちゃんぽん〟は酔いやすい？

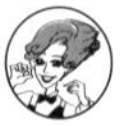

私は、軽めのお酒から徐々に重いお酒へ変えるので、普段から数種類をちゃんぽんしていますが。

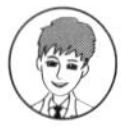

二日酔いになるかならないかは、飲む純アルコールの総量と、小腸でのアルコールの吸収スピードに関係します（P120参照）。何種類かのお酒を一緒に飲んでも、適量を守っていれば基本的には二日酔いにはならないはずです。

ですが、お酒の種類を変えると飲み口が変わるので、おいしく感じたり、新鮮な口当たりにペースが速まったりすることがあります。いろいろと飲んでいるうちに、自分がどれだけ飲んだのかわからなくなって、これがお酒の量とスピードに拍車をかけて、トータルでの純アルコール摂取量を多くさせてしまいます。知らないうちに、適量などすっかり超えているでしょう。

A 〝ちゃんぽん〟が二日酔いの原因ではなく、それによって適量を超えることが原因

Q

〝ビール腹〟ってホント？

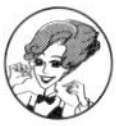

ビール好きな人には、お腹が出ている人が多いのはなぜですか？

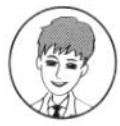

それはひとえに、飲み過ぎが原因です。ビールは喉ごしよく、大量に飲んでしまいがち。すると、あっという間に基準の純アルコール量を上回ってしまいます。

　P117の図のアルコール分解過程でできる「酢酸」は、「アセチルCoA」というエネルギー源に変換されます。ですが、アルコールを大量にとると、エネルギーとして使われずに体に残り、中性脂肪に変化。皮下脂肪や、肝臓などに内臓脂肪となって蓄積します。純アルコール量の適量を超えやすいビールは中性脂肪を増加しやすく、内臓脂肪を蓄積させる。これがビール腹の原因です。

　またビールを大量に飲むと、男性の場合、男性ホルモン「テストステロン」の分泌が低下して、男性更年期になる可能性もあります。

A

中性脂肪が内臓脂肪へと変貌を遂げたなれの果てが、ビール腹です

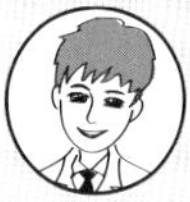

Q 女性も痛風になる?

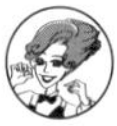

女性は痛風とほぼ無縁と思っていましたが、閉経後は女性も痛風になりやすいと聞きました。もし尿酸値が気になったら、何に気を付けてお酒を楽しめばいいのでしょう。

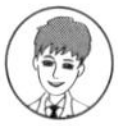

女性ホルモン「エストロゲン」が腎臓での尿酸の排泄を促進するため、女性は高尿酸血症になりにくいのですが、閉経後はエストロゲンの分泌が低下するため、血中尿酸レベルが高くなることがあります。尿酸値が基準値を超えてきたら、飲み過ぎに注意することが一番です。

ちなみに尿酸値が上昇するのは、プリン体が多いと言われるビールに限ったことではありません。**アルコールそのものが原因**となります（P19、21参照）。それは、アルコールが分解・代謝される段階で、体内の尿酸合成が促進されて、腎臓で尿への排泄阻害が起こるからです。また、アルコールの利尿作用により体内の水分が不足すると、血中の尿酸値はさらに上がってしまいます。

一方、プリン体を多く含む食品の制限は昔

ほどうるさく言われなくなりました。その理由は、プリン体の約8割は体内で生合成され、「食べ物などから取り込まれるのは2割ほど」だからです。

肥満も尿酸値上昇に関係します。それは、「肥満が腎臓での尿酸排泄を阻害する」ためと考えられているからです。

尿酸値を上げないためには、**肉や魚の食べ過ぎは避け、飲み過ぎに注意して、水分摂取を心掛けながらしっかり運動**すること。

また、「乳製品が痛風発症リスクを下げる」という報告があります。「ワインには尿酸値を上げにくい作用がある」ことも報告されています（P23参照）。そう考えるとワインとチーズの組み合わせは効果的と言えそう。二日酔い防止の組み合わせでもありますから（P121参照）、まさに〝最強のおつまみ〟と言えますね。

A

閉経後はエストロゲンの分泌が低下して血中尿酸レベルが高くなることがあります

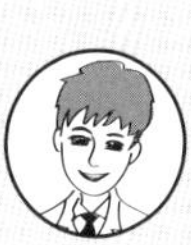

Q 女性特有の病気とお酒との関係は？

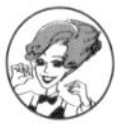

前のページ（P39）でも書きましたが、もう20年以上前、子宮頸《けい》がんの検査でひっかかったことがあります。そのときの衝撃は大変なものでした。女性特有の乳がんや子宮がんにもお酒との因果関係はあるのでしょうか？

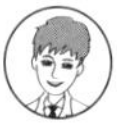

女性特有のがんでは、乳がんと飲酒との因果関係が明らかになっています。ちなみに子宮頸がんについては、関係があるという説と直接の関連はないという両方の説があるので、今のところはどちらとも言えません。

２０２１年に愛知県がんセンターなどが日本人女性約16万人を対象にした大規模研究の結果を報告しています。閉経前女性では、まったく飲酒しない人に比べ、「週５日以上の飲酒機会がある人の乳がん発症率は１・37倍、１日の飲酒量が23ｇ以上の人では１・74倍」という結果が出ています（Ｐ１４３で示したグラフｂでも、飲酒量が増えるほど、それに比例して乳がん率が上がっている）。ただし閉経後の検討では有意差はありませんでした。

理由はまだ解明されていませんが、飲酒をすると女性ホルモンのエストロゲンが上昇することはわかっています。エストロゲンは、乳がんのがん細胞中のエストロゲン受容体と結びついて、がん細胞の増殖を促すことも解明されました。乳がんに関しては、肥満も乳がん罹患リスクを上げることがわかっています。過度な飲酒で肥満を助長しないようにするべきでしょうね。

「みそ汁やイソフラボンの摂取率が高いと乳がんになるリスクが減少する」という報告もあります。しかし、みそ汁をたくさん飲むと塩分も多くとることにもなって、塩分の過剰摂取が胃がんや高血圧など、ほかの生活習慣病の発症リスクを増やしかねません。「大豆製品の食べ過ぎが肝臓がんを増やす」という報告もあがっています。つまり、「これがいい」と、特定の食品や栄養素をむやみに偏って多くとることにも落とし穴があるということ。バランスよく食事をとりましょう。

A 乳がんリスクは飲酒量に比例して上がります。子宮頸がんについては解明されていません

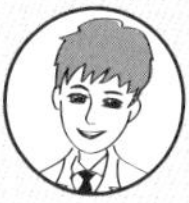

Q 健康診断結果は、お酒好きならどこをチェックする？

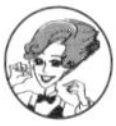

私の健康診断書はP40で青木先生に見ていただきましたが、基本知識としてあらためて健康診断表の見方を教えてください。とくに〝お酒好きの人はここをチェック〟という健康診断表の見方はありますか？

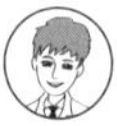

お酒をよく飲む人がチェックするべきは、「中性脂肪」「尿酸値（血清尿酸値）」「肝機能検査（AST、ALT、γ-GTなど）」の値です。アルコールをよく飲む人では、これらが高い値になることが多いからです。健康診断データの細かい見方については、次のページ以降に紹介しましたので見てください。

もし数値が基準値を上回り始めたら、お酒の飲み過ぎである可能性があります。もちろんほかの原因も考えられますが、まずは飲酒を控えて、医師に相談してください。

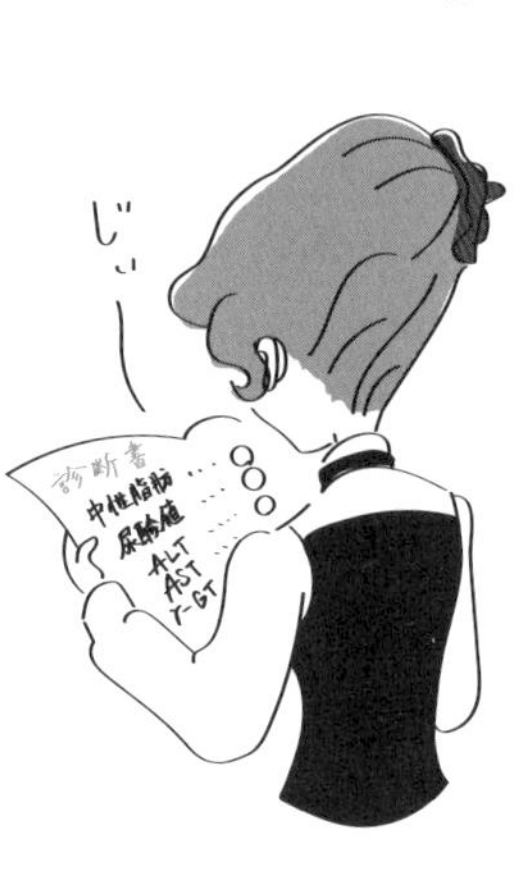

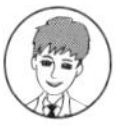

検査前日はお酒を我慢して！

中性脂肪

基準値　150mg／dl未満
要治療　250mg／dl以上

食事をすると栄養の一部は中性脂肪になり、体内のエネルギー活動などに使用されるのですが、運動不足などが原因で、中性脂肪が使われず、体内に過剰に残ると、皮下脂肪や内臓脂肪を増加させます。これによって「ＨＤＬ（善玉）コレステロール」の働きは弱まり、動脈硬化などの血管障害を引き起こします。

原則として、採血前日の夕食後は水以外は飲食をしないで、空腹の状態で採血すること。飲酒によって数値が上がるので、採血前日は禁酒を。

注意したい病気

●高値の場合：動脈硬化　すい炎
脂質異常症（高脂血症）　糖尿病
心筋梗塞などの心疾患
脳卒中・脳梗塞などの脳血管障害
脂肪肝　肝硬変
●低値の場合：肝硬変　低栄養

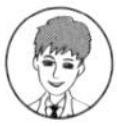

女性は閉経後にとくに気を付けたい

血清尿酸値

基準値	7.0mg/dl以下
要精密検査	8.0mg/dl以上

P20でお話ししたように、高尿酸血症や痛風は、かつては食事などからのプリン体が影響すると言われていましたが、今ではそれが主犯ではなく、アルコール摂取量が主な原因と言われています。アルコール摂取量が増えると、体内の尿酸値が上がる方向に働くので、飲み過ぎには気をつけましょう。数値が異常になるのは、生活習慣や遺伝も関与します。男性に異常が見られやすいので要注意ですが、閉経後の女性も同じように注意が必要です。

数値が悪くなる主な原因

過度の飲酒　遺伝

注意したい病気

痛風　糖尿病　肝硬変

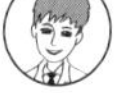

40歳を過ぎると数値が高くなりやすい！

血圧

動脈硬化に関連する生活習慣病との関連が深いのが高血圧。年齢が上がると血圧が上がりやすいため、40歳を過ぎたら注意しましょう。遺伝の影響も大きいので親族に高血圧な人が多い人、閉経後の女性も注意してください。

異常なし	最高血圧　129㎜Hg以下	最低血圧　84㎜Hg以下
要治療	最高血圧　150㎜Hg以上	最低血圧　100㎜Hg以上

数値が悪くなる主な原因

●高血圧の場合：
食生活の偏り　運動不足
塩分の過剰摂取　不規則な睡眠
肥満　喫煙　更年期
ストレス　過度な飲酒
●低血圧の場合：
自律神経失調症
薬の副作用

注意したい病気

●高血圧の場合：高血圧症
動脈硬化　心疾患　脳卒中
腎臓疾患　生活習慣病全般
●低血圧の場合：低血圧症

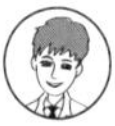

飲酒量の多さも数値が悪化する原因に

γ-GT（γ-GTP）

基準値	55u／L未満
要精密検査	100u／L以上

「γ-GT」は、肝臓がアルコールや薬剤などを無害化するときに使われる「グルタチオン」という物質の働きを助ける酵素で、アルコール性肝障害の診断に使用されます。γ-GTは肝臓で作られますが、過度の飲酒などによって肝臓の細胞が破壊されると、血液中にγ-GTがあふれ出て、数値を上昇。そのため、お酒を大量に飲む人や脂質の多い食べ物を好んで食べる人などは数値が高くなりやすいのです。

注意したい病気

アルコール性肝障害
薬剤性肝障害
胆道炎　総胆管結石

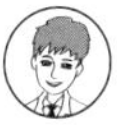

肝機能異常、甲状腺異常、骨の病気を発見

ALP

基準値	340U/L以下
要精密検査	450U/L以上

乳製品やスナック菓子のような加工食品に多く含まれる、リン酸化合物を分解する「アルカリフォスファターゼ」という酵素で、肝臓や胆道（胆汁の通り道）、小腸、骨などに存在し、胆汁とともに体外へ排泄されます。そのため、肝臓や肝細胞に異常があると胆汁が排泄されなくなって血中にALPがあふれるため、数値が高くなってしまいます。ですが、骨や甲状腺の異常でも数値が高くなるので、一概に肝臓が原因とは限りません。

注意したい病気

急性・慢性肝炎　総胆管結石
胆のう炎　胆管炎　骨肉腫
甲状腺機能亢進症　肝硬変
肝臓がん　すい臓がん

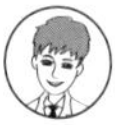

これだけでなくGPTと一緒にチェックする

GOT（AST）

基準値　35u／L以下

要精密検査　50u／L以上

「GOT」とは「グルタミン酸オキサロ酢酸トランスアミナーゼ」の略で、「AST（アスパラギン酸アミノトランスフェラーゼ）」とも呼ばれます。タンパク質を分解し、アミノ酸を合成・代謝する上でなくてはならない酵素。この数値から肝機能障害や心筋梗塞などを発見できますが、GOTは肝臓以外にもあるため、肝臓の異変による数値かどうかをを見るときは「GPT」（左ページ）を同時にチェックする必要があります。

注意したい病気

急性・慢性肝炎
アルコール性肝炎
脂肪肝　肝硬変　心筋梗塞

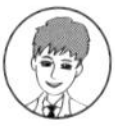

肝臓や胆道の障害を発見しやすい

GPT（AKT）

基準値	35U／L以下
要精密検査	50U／L以上

「GPT」は「グルタミン酸ピルビン酸トランスアミナーゼ」の略で、「ALT（アラニンアミノトランスフェラーゼ）」とも呼ばれ、右ページの「GOT」と同じように働きます。ただ、GOTが肝臓以外の臓器にもあるのに対し、GPTは大部分が肝細胞に含まれるため、この数値を見ることで肝臓や胆汁の障害判定が可能になります。GOTと比較すれば病気の種類や障害の度合いも特定できます。

注意したい病気

急性・慢性肝炎
アルコール性肝炎
ウイルス性肝炎
脂肪肝　肝硬変　肝臓がん

Q 急性アルコール中毒になったら、どんな応急処置が必要？

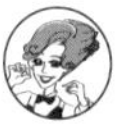

実際にお酒を飲む場で、飲み過ぎて具合の悪くなった人を見たことがあります。でもただの飲み過ぎなのか、急性アルコール中毒なのか、判断は難しそうです。どんな兆候があれば、急性アルコール中毒を疑ったほうがいいですか？　また、そういう人がいたらどう対処すべきでしょう。

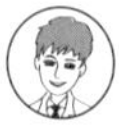

急性アルコール中毒の対処法にはマニュアルがありますので、紹介しておきます。万一のときのために、頭の片隅に入れておいてください。

さらに「意識がない！」と思ったら、すぐに救急車を呼ぶべきです。

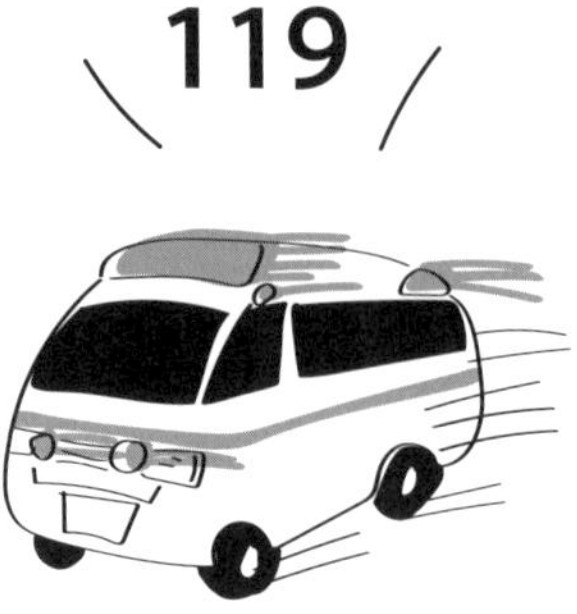

【酔いつぶれても、意識がある場合】

①絶対に1人にしない（脈があるか、呼吸をしているかなどもチェックする）
②衣服をゆるめて楽にする
③体温低下を防ぐため、毛布などをかけて暖かくする
④吐物による窒息を防ぐため、横向きに寝かせる
⑤吐きそうになったら、抱き起こさずに横向きの状態で吐かせる
⑥水やお茶、スポーツドリンクなどを飲ませて、血中のアルコール濃度を下げる

【次のような症状が出たら、即、救急車を呼ぶ！】

● 両肩を軽くたたきながら呼びかけても反応がない
● 体が冷え切っている
● 呼吸が途切れたり、浅くて速い
● 大量の嘔吐や血を吐いている
● 口から泡を吹いて倒れている

A

絶対に1人にしないで必要なケアを！
呼んでも反応がなければ救急車を!!

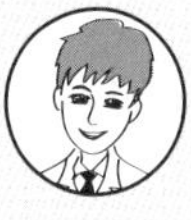

あとがき

最後まで読んでいただきありがとうございます。いかがでしたか？

青木先生の的確なご指導は、お酒と楽しく付き合う上で参考になったのではないでしょうか。

本書の中にも出てきますが、「休肝日」という言葉は日本独特のものなのですね。

日本人はお酒好きではありますが、お酒と程よい距離を保つ技も、自然と身に付けているのかもしれません。

とくに女性はお酒のキャパシティが小さいということもわかりましたね。

健康で美しくいるためには、適量を知って上手に飲んでください。

その上で、時にはハメを外しても大丈夫。

青木先生もおっしゃっていましたが、お酒を飲むという選択はマイナス面もありますが、人生を豊かにするスパイスのようなもの。

本書がみなさまの人生に〝ハッピードリンキング〟をもたらしますように。

最後になりましたが、本書の作成においてご協力くださいましたＳＡＫＥ女の有志の方々にも、この場を借りてお礼を申し上げます。

Special Thanks

日本のSAKEとWINEを愛する女性の会

上田紀子
井上あゆみ
中井 恵
中里有美子
向井畝津子
森 譲
矢部陽子

稲川裕美
今村佳奈
白須知子
舘谷葉子
久留深冬
村山恵美子

大屋光子

以上、敬称略

日本のSAKEとWINEを愛する女性の会

一般財団法人「日本のSAKEとWINEを愛する女性の会（通称：SAKE女の会)」は、日本のSAKEとWINEを通じて、日本産酒の魅力、伝統食文化の素晴らしさを女性のおもてなし力で国内・全世界へPRする。会員は約2000名。アッコ先生こと友田晶子さんが代表理事を務める。

美しい女は呑んでいる

著者		友田晶子
監修者		青木 晃
編集人		新井 晋
発行人		倉次辰男
発行所		株式会社 主婦と生活社

〒104-8357 東京都中央区京橋 3-5-7
編集部 ☎ 03-3563-5136
販売部 ☎ 03-3563-5121
生産部 ☎ 03-3563-5125
https://www.shufu.co.jp

製版所　東京カラーフォト・プロセス株式会社
印刷所　大日本印刷株式会社
製本所　小泉製本株式会社

ISBN978-4-391-15964-6

Ⓡ本書を無断で複写複製（電子化を含む）することは、著作権法上の例外を除き、禁じられています。本書をコピーされる場合は、事前に日本複製権センター（JRRC）の許諾を受けてください。また、本書を代行業者等の第三者に依頼してスキャンやデジタル化をすることは、たとえ個人や家庭内の利用であっても、一切認められておりません。

JRRC（https://jrrc.or.jp／メール：jrrc_info@jrrc.or.jp／tel.03-6809-1281）

＊十分に気をつけながら造本していますが、万一、乱丁・落丁の場合はお取り替えいたします。お買い求めの書店か、小社生産部までお申し出ください。

© AKIKO TOMODA 2023 printed in Japan　A

スタッフ

取材・文		岡本ジュン
デザイン		高市美佳
撮影		松永直子
料理・スタイリング		橋本彩子
イラスト		シゲシホ
校正		福島啓子
編集		深山里映